実践！て・あーて

ー 美須賀病院看護事例集 ー

美須賀病院看護部

◇出版に寄せて ◇◇◇

目を見張るとは、まさにこの数年間の美須賀病院の看護の足どりと、その過程での看護師らのたゆみない実践の成果を言うのではないでしょうか。2013年の5月、重見美代子総師長の心の籠もったお手紙がご縁で、今治の地に足を踏み入れた日の記憶は鮮明です。リハビリ室をさっぱりと片付けて、全職種の方たちが集まって私の話に耳を傾けて下さいました。看護師の手を用いたケアの有用性と「て・あーて、TE-ARTE」と言う言葉の成り立ちの背景などをお話したのですが、何とその2年後には、その講演内容と聴いて下さった方たちの感想をメインに、講演後の各職場での実践例までも掲載した単行本が「て・あーてに学ぶ」と題して出版されたのでした。

看護職集団は、他のどの職種と比べても、向上心に富み探究心が旺盛です。ただ、近年の高度医療と診療報酬制度の影響を受けた医療環境は、余りにも効率性を追い求めて、看護師が看護に専念できる職場環境は少々荒れ模様だったことも忘れるわけにはいきません。つまり、看護師が患者の訴えに耳傾けず、デジタルデータの数値を頼りにしたり、患者の肌に直接触れていたわり癒す手を、電子カルテ入力のためのキーボードに移す傾向です。その結果、看護によって得られる患者さんの満足感は薄れ、看護師も患者さんの変化を喜ぶ機会が少なくなっていたことは確かです。

私は、こうした風潮を看護の受け手の立場から憂うとともに、かなり危機感を募らせていました。そこで、いま1度「看護の力」を発揮して人々に有用な社会資源としての本来の看護を取り戻すべく、「て・あーて」の意味と価値を各地で訴え続けて来ました。ただ、このような主張に頷き賛同する看護師たちは多いのですが、具体的な実践となるとなかなかできにくい事情がありました。慢性の看護師不足の続く中で「忙しさ」が、何時しか「よいとわかっていてもできない」「したいけどでき

◇◇

ない」口実になっていたのでした。

美須賀病院は違っていました。「よいとわかったら直ぐ実践」できる雰囲気の職場環境だったのです。その大きな理由が、重見総師長のリーダーシップにあることは間違いありません。そして、彼女を信頼し、彼女の方針に添って現場で実践し続けている看護師のみなさんの姿勢です。加えて、理事長以下、病院経営を担う管理部門の抱擁力と看護への理解があります。何よりも、看護の受け手である患者さんとその家族の方たちの「美須賀看護への評価」が大きな支えになっていると思います。こうして総師長とともに看護への熱い思いに根ざした各ユニットのリーダーシップが見事に統合され、「やればできる」ことを実感したスタッフたちの力で、「美須賀モデル」が誕生しました。

本書は、第１部がその看護師らのて・あーての実践、ノーリフティングとポジショニング、さらに熱布バックケアを取り入れたケア事例です。何れも看護師の働きかけによって変化する患者さんのリアルな様子と、看護師の思いがマッチして感動的、美須賀モデルの面目躍如です。そして、圧巻なのが、第２部の患者さん、家族の方々のここでの看護の率直な感想と評価です。それぞれの生死観を基礎にした闘病からの医療現場の様相が患者・家族目線から語られ、他院での体験を通じて美須賀の看護に言及されています。それ故にいっそう、小規模ながら美須賀の看護が光って見えます。

美須賀病院の看護部のみなさん、出版おめでとう。

2021 年　盛夏

川嶋みどり

◇はじめに ◇◇◇

７：１看護[注1]体制が導入され、地元の医師会立看護専門学校の卒業生が大都市へ、大病院へと就職していきました。地方の小さな民間病院で、日々忙しい現場を支える看護師たちに誇りを持たせたいというのが当時の私の願いでした。何とか、ジェネラリストに光をと、川嶋みどり先生に講演依頼の手紙を書いたのが、2013 年１月のことです。間もなく先生から、当院を訪ねてくださるとお返事をいただき、スタッフともども大喜びしたのが昨日のことのように思い出されます。

緊張と不安と期待とを抱え、当日を迎えました。お歳を感じさせない川嶋みどり先生のさわやかな笑顔にほっとしたことを覚えています。研修室も会議室も持たない私たちの講演会場は、リハビリの訓練室です。地域の仲間にも声掛けし、医師やリハビリスタッフ、事務、栄養士等多くの仲間でお聞きしました。当日の講演内容は、「『て・あーて』に学ぶ　川嶋みどり講演会『今求められる看護の力』によせて」に詳しいのでご覧ください。(「て・あーて」に学ぶ　川嶋みどり講演会「今求められる看護の力」によせて　美須賀病院看護部　創風社出版　2015)

その講演会の翌年、第１回 “て・あーて塾” 総合基礎講座（主催：一般社団法人日本て・あーて推進協会　共催：健和会臨床看護学研究所）

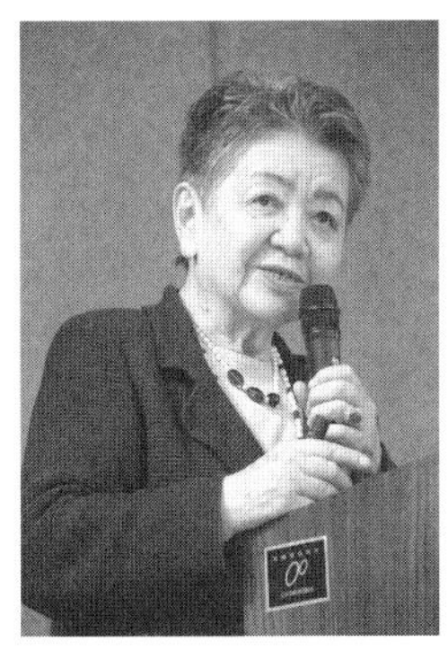

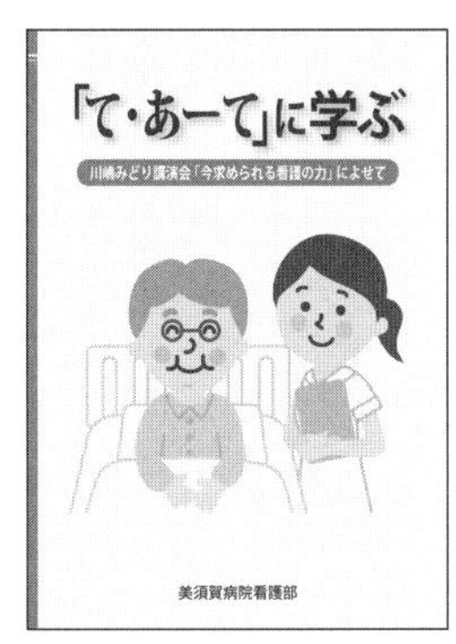

に参加の機会を得ました。その講座で、「ノーリフティングケア」と、「て・あーて」（手を使うケア、オイルマッサージ等）を習いました。早速、帰院後入院患者さんに実施してみました。

臨床で、て・あーて、ノーリフティングケアの実践を始めたのが、2014年2月、熱布バックケアは病棟師長と一緒にて・あーて塾を受講し、2017年12月から実践を始めました。

て・あーてを現場に導入しようとした際のスタッフたちの様子は今でもはっきり記憶しています。手技を紹介する私の顔を見ながら、何を始めるのだろうと興味津々のようでした。一方、忙しくなるのでは？と心配していた様子もありましたが、ナースステーションでペアになってお互いの背部をマッサージし合いました。口々に気持ちいい！と歓喜の声。その後、心不全で全身浮腫の患者さんの手背のマッサージを施行しました。約15分間、患者さんの感想を聞きながら、そっと、そっと撫でました。翌日、患者さんの手の腫れは半分くらいに軽減していました。それを見て、て・あーての効果に半信半疑だったスタッフたちは感動し、それぞれが短期間で、看護計画にて・あーてや熱布バックケア・腹臥位等を立案するようになりました。看護計画も苦手で、標準看護計画を使っていましたが、て・あーてや熱布バックケアを導入して、ケアすることが増えたので、計画も立案しやすくなりました。その都度感動や喜びがありましたが、日々の断片的な記録はあっても、その場限りで

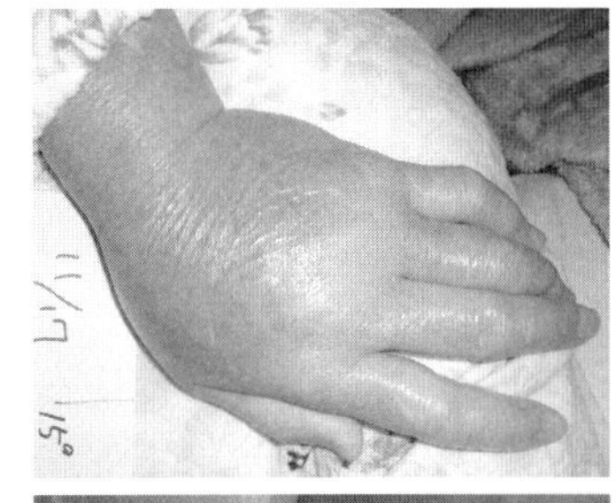

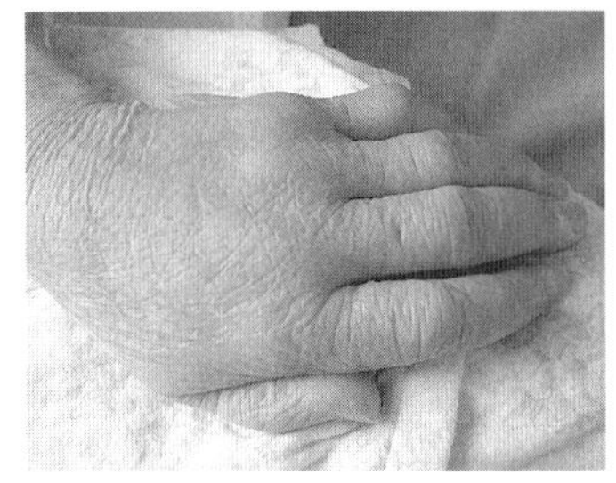

※文中の患者さんとは別の患者さん

◇◇◇

は、個々の事例の印象もうすれがちになります。そこで今回、これまでの記憶を掘り起こした事例を募集しました。

尊敬する川嶋みどり先生が、看護を語ることの意味を示唆してくれています。ＥＢＭ[注2]についでＥＢＮ[注3]がもてはやされ、科学的根拠は？と問われることが多くなりました。確かに根拠のあるケアをすべきだと思います。意味のない、無駄なケアを洗い出し業務改善していくべきでしょう。しかし、きちんとした科学的根拠を意識しないで、その場の患者さんの様子に添ってケアを行って患者さんが良くなることはよくあります。そこで私はともかく手応えのあった実践を言葉化してまとめておきたいと思いました。こうしてまとめておけば、後日その根拠を明らかにする資料にもなることでしょう。

て・あーてや熱布バックケアは、患者さんが「気持ちいい」と言ってくださる、パンパンの手足の腫れが軽減する、食事摂取ができなかった人が食べられるようになるなど、確実に快方に向かうことを自信にして取り組んできました。この体験を私たちは宝物にしたいと思います。

第１部は、患者さんのケアの記録と看護師の思いをまとめました。内容は、て・あーて、熱布バックケア、ノーリフティング、ポジショニングなどが混在しています。文章もつたなく読みづらいと思いますが、生の声を大事にしたいと思いました。第２部は患者さんやご家族から寄せられた文章です。好意的な内容ばかりですが、重い患者体験や家族の思いがつづられています。

地方の小さな病院の記録ですので、参考になることは少ないかもしれません。しかし、いま一度看護とは何か、看護師は何をする人か、医療従事者としてどうあるべきかを考える機会にしてくだされば幸いです。この小さな本がどんな方のお手元にとどくのか、どこまで旅するのか楽しみにしたいと思います。

◇◇◇

私たちの記録をお手に取ってくださったことに感謝いたします。ありがとうございました。

尚、写真掲載について、本人・ご家族に承諾を得ています。ご協力に感謝いたします。

2021 年 8月

重見 美代子

注1　7：1看護

現在の病院では医師や看護師による「完全看護」が主流だが、1950 年代までは家族や付き添いの人による看護が日常的に行われていた。そんな中、1958 年に「基準看護制度」が設立され、病院での完全看護が看護師の業務となった。この「基準看護制度」で 4 対 1 の看護基準が設けられたほか、その後の診療報酬の評価制度開始から 3 対 1、2 対 1 といった他の方式も作られていった。

現在の配置基準は、1994 年創設の「新看護体系」がもとになっている。実際に現場で働く看護師の数で労働力を換算する「実質配置」が取り入れられるようになった。

7 対 1 看護は 2006 年に新設された看護基準。それまでの 10 対 1 看護より手厚く安全に看護が受けられるようになった。患者にとって手厚い看護を受けられるという 7 対 1 看護だが、働く側からみてもメリットがある。看護師 1 名の担当患者数が少ないため負担が減ることや、勤務している看護師が多いため勤務面での労働環境がよくなる。また、7 対 1 看護の基準を満たしていると診療報酬が高くなるため病院の経営状況が安定しており、給与面に表れることもあり、その結果、全国的にも短期間に数多くの届出が行われ、看護師の需要が急速に逼迫した。

注２　EBM

『Evidence-Based Medicine』の頭文字をとったもので、『(科学的) 根拠に基づいた医療』とよく訳されている。ここでいう (科学的) 根拠 (＝エビデンス) とは、これまでに行われてきた医学・医療に関する研究成果を指す。1991 年に登場した言葉で、北米を中心にして広まり、日本にも 90 年代後半より浸透してきた。

注３　EBN

『Evidence Based Nursing』の頭文字をとったもので、医療の領域で Evidence-Based Medicine の重要性が 強調されるようになり、看護界においても (EBN) の重要性が認識されてきた。

◇◇◇ 目　次 ◇◇◇

第1部

Ⅰ　心に残る事例など

◆ 思いで深い事例

重見美代子

1．食欲不振の患者　―宇和島市から「て・あーて」を求めて―

88歳女性、盲腸がんと診断され急性期病院で腸切除術を受け、2週間で退院許可が出ましたが、食事摂取量が少ないということで、胃ろうか、経鼻経管栄養か、CVポートを勧められたそうです。同僚医師の叔母に当たり、口から食べることを大事にしたいとのことで、当院への転院希望がありました。これまで他の患者さんへの、「て・あーて」や熱布バックケアの効果は色々経験していましたが、果たして結果はいかに？と責任重大で、不安もありましたが、「とりあえずやってみましょう！」と、7月1日転院となりました。車に揺られて約6時間、当日はぐったりされていました。甥である医

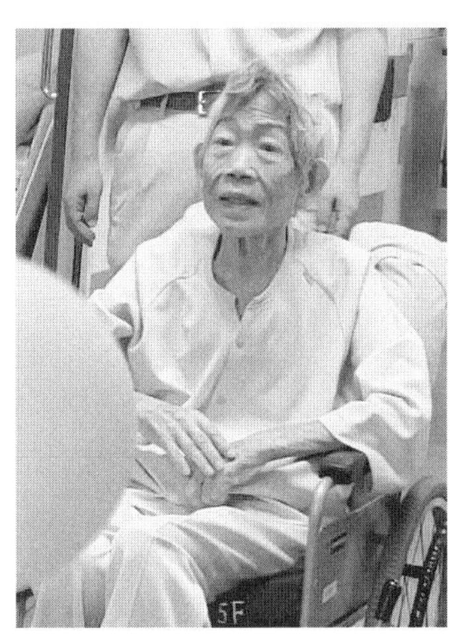

師は、叔母さんの好物をあれこれ毎日持参されましたが、1口2口しか摂取されませんでした。相談して熱布バックケアや足浴、「て・あーて」を開始しました。施行中は、「気持ちいい」と発語があったり、うとうと眠られたりしていました。結果、食欲が増進し、自力摂取可能となり、活動性も上がってきました。好きだった塗り絵に挑戦したり、風船バレーを楽しんだり、トイレまで手引き歩行が可能となり、排泄も失敗がなくなりました。また、笑顔が増え、会話も弾むようになりました。食事も6～10割摂取可能となり、3週間で妹さんの待つ自宅へ帰って行かれました。

急性期病院の元主治医から、大変お元気になられており、驚きました。と返答状をいただきました。一部始終を見守った主治医(甥)は、「『て・あーて』、凄いね！」と喜んでくれました。

2．誰もがターミナルと思っていた患者さんが、退院

95歳女性、心不全で急性期病院に入院中に転倒され、受傷。左大腿骨頸部骨折の診断で手術を受け、術後インフルエンザに罹患し、ADL（日常生活動作）低下、褥創もあるとリハビリ目的で転院されました。回復期リハビリ病棟で毎日訓練実施し、80 m歩行器歩行が可能となっていました。1月末発熱が続き傾眠状態で、呼吸苦・易疲労性を認め、リハビリの実施が難しいとのことで一般病棟へ移りました。看護師たちは、早速熱布バックケアを開始しました。傾眠状態だった患者さんでしたが、「気持ちいい」とはっきりした言葉が出ました。毎日昼食時に面会に来られていた息子さんご夫妻が、「今日は表情が違う、何かあったのですか？」と問われるので、熱布バックケアの説明をしました。お嫁さんが「ありがとうございます。温かいのが好きなのです」と言われました。しかし、食事は全く食べようとせず、主治医からは、「褥創もあり、高カロリー輸液を施行しているけど、高齢でもあり、元気になるのは難しい。本人が早く眠らせてほしいと言っているので、酸素と点滴1本で自然に任せましょう」と説明があり、療養病棟へ転棟することになりました。

療養病棟でもケアの申し送りがなされ、熱布バックケア、リフト移乗、足浴を続けました。それまで、ゼリーやプリンを少量摂取していただけでしたが、療養病棟に移って１か月後、全粥ソフト食を昼食のみ提供すると、全量摂取されました。そして、徐々に３食とも完食できるまでになり、褥創も治癒して退院されました。

３．経口摂取可能となった母の姿に３姉妹が涙

95 歳女性、４月自宅で転倒し受傷、左大腿骨頸部骨折の診断でしたが、リスクが高いと家族が手術を拒否し、保存的治療となった方です。１か月後リハビリ目的に転院となり、回復期リハビリ病棟で訓練実施していました。

歩行器歩行で 80 mが可能となっていましたが、発熱を認め右下葉肺炎の所見があり治療目的で一般病棟へ転棟しました。抗菌剤を投与したのですが、酸素吸入によっても呼吸症状は改善せず、心不全もあり、高齢なので回復は期待できないかもしれないとの病状説明がされ、明確な診断もつかないまま療養病棟へ転棟となりました。

一般病棟で行っていた熱布バックケア、リフト移乗は療養病棟に移ってからも継続しました。ケア開始から 16 日目、突然自分でスプーンを持って食べたのです。スタッフ一同、驚くと同時に大喜びしました。早速家族に連絡し、その光景を見た娘さんたちは涙をこぼされました。それから徐々に食事量も増えていきました。

４．食事はたべません！とかたくなに言っていたのに

パーキンソン病の 95 歳女性、食欲低下を主訴に来院され、検査の結果肺炎像を認め入院となりました。点滴も拒否、暴れて穿刺できず、漸く穿刺しても引き抜かれることが続きました。相談を受けて、訪室した私には、食事も治療も意思を持って拒否されているように見えました。「自宅には、寝たきりの夫がいて息子の嫁は舅の介護で手一杯で、自分まで迷惑をかけるわけにはいかない。早くお迎えがきてくれますように！」と言われました。

主治医は、何度も２人の息子さんに胃ろう造設の希望について確認しました。迷いに迷った息子さんたちの返事は「自然に任せる」でした。点滴も拒否されるので、主治医は、「食事が摂れないのでリハビリにもならず、病院ではすることがないので、在宅か、看取りのできる施設を探しましょう」と言われました。看護師たちはお構いなく熱布バックケアと「て・あーて」とリフト移乗を始めました。２日目、自分でスプーンを持って少し食べ、３日目ポータブルトイレで排尿し、「ハッピーハッピー」と笑顔でピースサインをされたと報告が来たので、急いで病室を訪問しました。入院時から難しい顔で閉眼していた患者さんは、満面の笑みを浮かべていました。気持ちいい刺激がかたくなだった患者さんの心を溶かした気がします。

５．不機嫌だった患者さんも

お華やお茶をたしなみ、独居で、凛として生活していた 83 歳女性。腹満を訴え検査したところ、すい臓がんの末期であることがわかりました。気丈に自分ひとりで告知を受け、何もしないと自宅療養していましたが、腹痛を訴え入院となりました。息子さんたちとうまくいってなくて、弟さんがお世話をしてくれていました。死を覚悟されているとはいえ不安だったのだろうと思います。食事のお膳に箸が付いていなかったと看護補助者が 20 分間小言を言われたと報告を受け、謝罪にいくと「反省もせず、トップの耳に入れた」とまた怒りをぶつけられました。自分でも「めんどい婆さんでしょう？」と言いつつ、小さなクレームが次々とありました。

クレームが多く、一挙手一投足を見られているようだと言って看護師たちは訪室を避けているようでしたので、私は、看護師達に、「行きにくいからこそ関わる」ことを勧め、「『て・あーて』や熱布バックケアを提供したらどうだろう」と提案しました。するとどうでしょう。腹水と便でパンパンだったお腹が楽になったと、少しずつ言動が穏やかになりました。

「『て・あーて』に学ぶ川嶋みどり講演会『今求められる看護の力』に

よせて」も読んでくれていましたので、私が訪室する度に本当に気持ちがいいと取り組みに感謝されました。

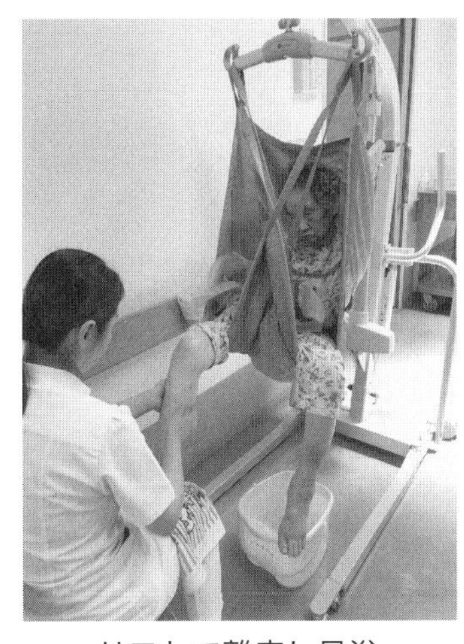

リフトで離床し足浴

6．助けてください

97歳女性、「デイサービスを利用中に、トイレで転倒し大腿骨頸部骨折で、整形外科病院で手術を受けたけど、痛い痛いとリハビリが進んでおらず、食事量も少なく、褥創もある、何とかリハビリを受けさせたい、助けてください」と娘さんから相談を受けました。そして、転院して来られましたが、数日間は、誰にも体に触れさせず、リハビリも拒否されました。看護師たちは、足の白癬に対する足浴と、ハンドマッサージを始めました。写真は、初めてリフトに吊られた時の物です。表情は固いですが、拒否はありませんでした。毎日、リフトに吊って足浴と下肢マッサージ、廊下を散歩するなどしているうちに、拒否することが少なくなったので腹臥位での熱布バックケアに挑戦しました。こうしているうちにベッド上でのリハビリは拒否せず受け入れるようになりました。徐々に食欲も出てきて、差し入れのお寿司を食べたり、栄養課も嗜好を取り入れる工夫をしたりしてくれ、ほぼ全量摂取されるようになりました。そして、歩行器歩行も可能とな

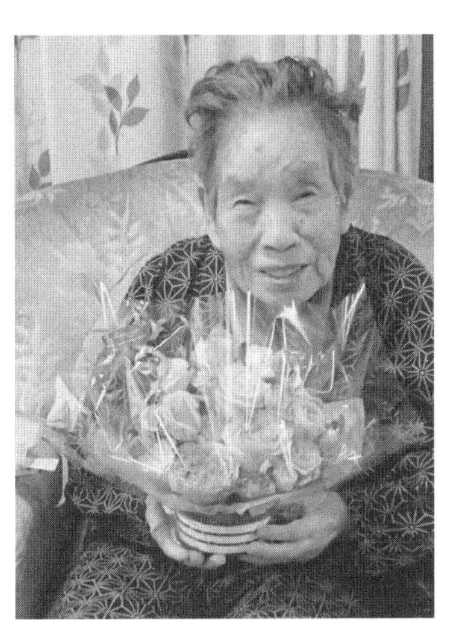

り、約３ヶ月後に退院されました。お誕生日には家族でお祝いをしたと満面の笑みの写真が送られてきました。職員みんなで胸をなでおろすとともに、患者さんの回復する力に感動しました。

７．廃用[注1]症候群からのよみがえり

93歳の男性、自宅庭で植木の世話をしていて転倒し、腰痛を訴え救急病院へ入院となりました。せん妄がでて、眠剤投与され、嚥下障害出現し経鼻経管栄養となり、腎不全で点滴と膀胱留置カテーテルが挿入され、抑制もされていました。何か方法はないのかと、息子さんに相談され、口から食べるリハビリを勧め、当院に転院となりました。

ほぼ寝たきりで介助量も大でしたが、看護師たちは転院当日から、熱布バックケアを計画し実施しました。言語聴覚士による摂食嚥下療法も開始し、胃管を抜去しました。最初はボーとした感じの表情も日に日によくなっていくのがわかりました。口から食べられるようになり、スタンディングリフトでトイレへ行き、膀胱留置カテーテルも抜けました。筋力低下が激しく疼痛もあり、最初はベッド上でのリハビリでしたが、座位保持ができるようになって、歩行器歩行訓練が開始となりました。

回復期リハビリ病棟では、食堂で食事をとるので車いすで行き来していましたが、ある日「歩行器で食堂に行けるようになるのは、いつになりますか？学校に飛び級があるように、私も早く歩行器で歩きたいのです。颯爽と一人で行き来している先輩（患者）を見てあこがれていたのです」と訴えました。早速、リハビリ責任者に評価をしてもらい、歩行器歩行フリーとなりました。

続けていた熱布バックケアも歩行器歩行フリーになり、本人の辞退もあり一端終了していましたが、中止してから１週間もしないうちに、「とても気持ち良いから続けてやって欲しい」との希望があって再開しました。患者さんのこの生の声が嬉しかったです。そして間もなくＴ字杖歩行が自立し、自宅へ退院されました。ご家族のほっとされたお顔が忘れられません。

8．痰がでない

卵巣がん、腹膜播種、胸膜転移、胸水貯留の 86 歳女性、私の母です。「痰が出ない、眠れない」と訴え看護師たちは日中ばかりでなく眠前にも足浴や熱布バックケアをしてくれました。痰が出る出る、ティッシュ 1 箱が 2 日でなくなるという日が続き、1 週間もすると、CT で、気管支の喀痰が消失していました。

父が亡くなってから 10 年、島で一人暮らしの母でした。小脳変性症のため歩行が不安定で、ヘルパーを利用しながら暮らしていました。しかし、島の介護資源は少なく、希望するサービスを受けることができないので、私は週に 3 日仕事が終わって島に行き、食事や排泄の世話、デイサービスの準備、着替えの手伝い等の介護をしていました。徐々に動きが悪くなっていくのを感じていましたが、夏は暑い、冬は寒いと部屋に閉じこもっているので、廃用が進んだのだろうくらいに思っていました。しかし、呼吸苦と腹満を訴え検査を受けたときには、肝転移が見つかり、胸水も貯留していました。のちに原発が卵巣だということがわかりました。胸水穿刺も本人の希望で何度か受けました。腹部膨満もあり、腹膜播種の所見でした。高齢で体も不自由でしたので、治療の選択をせず天寿がん[注2]と受け止めました。

親孝行らしいことは何もできなかった私ですが、最後に自分の働く病院で、「て・あーて」や熱布バックケアを受け、苦痛なく最期を迎えられたことは幸せだったと感謝しています。

注 1　廃用

過度な安静が長期間続いたり活動性が低下することで、筋力低下や心肺機能の低下、うつ状態、褥瘡など、身体に生じた様々な状態のことをさす。

注 2　天寿がん

「安らかに人を 死に導く超高齢者のがん」というふうに定義されている。超高齢者というの は、一応男性は 85 歳以上、女性は 90 歳以上だが、60 歳を過ぎると、生理的年齢には個体差が非常に大きいので、単純に超高齢者といってはいけない方もたくさんいるし、定義よりも若くても、超高齢者はいる。とも言われている。

◆ Sさんのこと

療養病棟　主任　壷内 広美

平成27年12月頭部外傷を受け道路に倒れているところを発見されたSさん、50歳男性。脳に大きなダメージを受け、急性期治療の後リハビリ目的に転院され、現在療養病棟でリハビリ中です。

胃ろうからの栄養剤注入をはじめ、ストマ（人工肛門）の管理、排尿はおむつ、清潔等日常生活すべてに介助が必要な患者さんでした。

当院では、ノーリフティングケアの一環として福祉用具の導入が進み、全介助の患者さんにも積極的にかかわる日々です。そんな当たり前の日常が繰り返される内に、Sさんの日常生活は彩あるものに変化していきました。その一部を紹介します。

ちょうどノーリフティングケアを導入した頃の入院だった為、移動のモデルとしてDVD（て・あーてと福祉用具を活用したある地方病院の取り組み　全3巻　監修　川嶋みどり・窪田静　協力　医療法人朝陽会　美須賀病院　企画・制作・販売　東京シネ・ビデオ株式会社　2017）にも出演して頂きました。腹臥位、熱布バックケア、シッタン座位を経て、スタンディングリフトでの立位訓練、リフト歩行を行いました。

受傷から4年が経過しようとする頃、Sさんは独りで動こうとする場面が増え、時にはベッドから下りて床にはいつくばっていることもありました。急激に活動性が向上してきたSさん。せっかく動き始めたのに、この芽を摘んではいけないと、病棟スタッフで話し合い、4本柵ではなくベッドサイドに衝撃吸収マットを敷くことにしました。Sさんは、知ってか知らずか度々ベッドから下りていました。ある時は靴を履こうとしていたり、あるときは伝い歩きをしていたり、と発見するたびにできることが増えていました。その後、日中は車椅子に移乗している場面がよく見られるようになり、リハビリ担当者と評価して自立としました。車椅子への移乗の自立という目標は達成です。現在は歩行器歩行を見守りで施行しています。

そんなＳさんの進化はまだまだ止まらず、食事は胃ろうからではなく、３食経口摂取が可能となりました。しかし、高次脳機能障害のためか一気にほおばるので、声掛けが必要です。また、食事をしたことを忘れてしまいます。夜、お腹が空いたと車椅子でナースステーションに来られます。そして、「わし、飯食ってないから」ジェスチャー付きです。

家族からもたくさん差し入れが届くようになりました。差し入れのパンやお菓子をほおばるＳさんを見ていると、口から食べられるって何と幸せなことかと感動を覚えます。２年前のＳさんは、経口摂取は無理だろうとＶＦをした言語聴覚士の意見でした。

Ｓさんを取り巻くご家族も変化していきました。お父さんは変形性膝関節症の手術を受け、息子の力になろうと元気になられました。以前は嘆いてばかりだったお姉さんも笑顔で面会に来られます。心配そうな顔をして静かに面会していた弟さんも差し入れを持ってよく来られます。そして何よりＳさんのウィットに富んだ言葉の切り返しが絶妙でその場が癒し空間になっています。Ｓさん、ありがとうございます。お陰様で病棟が活気づいています。

変化の乏しい療養病棟は、よくやりがいがないように言われますが、療養病棟ならではの時間の流れ、患者さんの落ち着き、ゆっくりとした回復に驚かされ、励まされ、元気をもらう患者さんが多いです。

◆かぁ君（仮名）

療養病棟　主任　松原利與子

かぁ君は、68歳・男性、小児麻痺を患い90代のお母さんと２人暮らし。ご家族から「かぁ君」と呼ばれ大事にされています。片麻痺、言語障害が出現し急性期脳梗塞の所見でしたが、付き添っていた御兄弟が入院生活はできないだろうと言われ、当初は外来通院の予定でした。しかし、翌日麻痺の進行があり、家ではどうにもならないと救急搬送されて、入院となりました。嚥下障害もあり、全く食べることはできませんでした。入院当初からご家族は強制栄養を拒否され、口から食べられるだけで…との希望でした。カンファレンスの結果２か月間は、回復の可能性もあるので、高カロリー輸液をすることに同意を得、リハビリを継続しました。２か月経過した後も嚥下はできず、食べないことにはリハビリにもならないので、療養病棟で経過を追うこととなりました。

療養病棟に入棟したかぁ君は、輸液１本のみでしたが、それも中止になりました。車椅子には移乗できていたので、車椅子に座っての足浴から関わりを始めました。○○さんと呼ぶと視線は合いますが、表情は硬いままでした。ある時「かぁ君」と呼びかけると笑顔になりました。足浴時には下肢のマッサージを行い、ベッドサイドでは手を触れながら話しかけるように心がけました。リハビリでも積極的な訓練に耐えられる栄養状態ではなかったので、リラクゼーションを中心に関わりを持ちました。

母親から、パンが好きだとの情報を得、栄養課に依頼し、パンや好きなものを出してもらったり、御家族に差し入れを頼んだりしました。徐々に食事摂取量も増え、元気になって、筆談で食べたいものを要求するようにまでなったのです。

誰もが死を覚悟していたであろう、かぁ君は自分の力でよみがえりました。体に触れることで患者さんの回復過程を助けていることを実感した事例でした。

◆ ３か月ぶりの空

一般病棟　主任　菅　薫

ハンチントン病[注1]の35歳・女性が急性期病院から転院してきました。私たちにとっては、初めて看護する病気でしたので戸惑いが多かったのは事実です。しかし、「急性期病院でずっと寝たきりだった」と、振るえる身体と振るえる声で一生懸命訴えていましたので、何とか離床

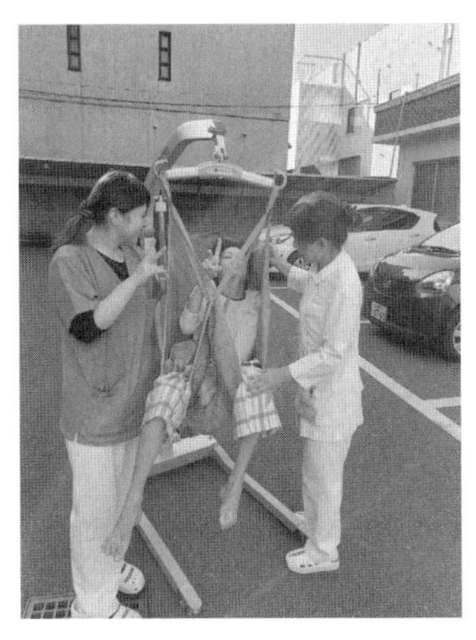

させてあげたいと相談してリフト移乗で彼女を駐車場まで連れ出しました。駐車場での彼女は、空を見上げてとても嬉しそうでした。早速、嬉しい気持ちを共有したく総師長に連絡しました。ご家族もとても喜んでくれました。

リハビリスタッフとも相談し、リフト歩行を取り入れました。妹にも見てもらうんだと張り切って毎日練習していました。いくら訓練してもバランスが改善しないので、実用歩行はのぞめませんが、彼女は毎日、「歩く」「おやつ」の２つを要求しました。平行バランスが取れず、時々スイッチがＯｆｆとなり突然動けなくなりますが、リフトなら転倒の危険がないので、看護師でも介助できます。彼女にとっては立つことによって得られる世界の広がりはとても嬉しいもののようでした。

私には、事故で頸損になり寝たきりになった父がいました。彼女のケアをしていると、１年半の療養の末他界した父の事がふとよみがえります。父は、病床で「立たせてくれ」「歩きたい」と何度も訴えていましたが、私自身ノーリフティングケアと出合う前でしたので、なすすべもなく何の工夫もなく見送りました。今なら、立つことができたかも…と申し訳なくさえ思います。

振戦の強い彼女は、このままでは生活できないと、再び薬のコントロール目的で大学病院に転院されましたが、どんなにされているか時々仲間と思い出しています。

病気が何であれ、患者さんの思いや希望に寄り添う看護ができたことをスタッフとともに喜び、患者さんやご家族の笑顔を看護のやりがいや次の患者さんへのケアのエネルギーにする私たちです。

注１　ハンチントン病

ハンチントン病は遺伝性に発病し、運動機能や認知機能に影響を及ぼす進行性の神経変性疾患。かつては症状のひとつである「舞踏運動」により、「ハンチントン舞踏病」と呼ばれていた。しかし、舞踏運動はあくまでも症状のひとつであり臨床像全体をあらわしていないことから、1980年代より「ハンチントン病」という名称で統一された。

◆終末期だったはずのUさん

療養病棟　主任　壷内 広美

11月、急性期病院で左足の手術を受けリハビリ目的に転院されたUさんは、95歳。心不全もあり食事が進まず、体力低下が著しく回復期リハビリ病棟では、積極的なリハビリに耐えられないだろうとの判断で、一般病棟で心不全のコントロール、高カロリー輸液、熱布バックケアを受けた後、療養病棟に入棟となりました。入棟してから、「て・あーて」の介入でみんなの予想に反してとてもお元気になられた印象深い患者さんです。

体重も30kgを切っており、終末期と申し送られていましたので残り少ない時間を安楽に過ごして頂こうと考え、オイルマッサージや手浴・足浴、そしてリクライニング車椅子に移乗し離床の機会をもつという内容のプランでケア開始となりました。オイルを持ってUさんのもとを訪れると彼女は微笑んでいました。「来てくれてありがとう」とお礼を言われます。Uさんの手足はとても細く「私のお肉をあげたいわー！」等と冗談をいいながらオイルマッサージを施していくと「貰えるものなら頂きたいです」と笑顔で返答をされます。マッサージを終え、退室しようとすると「寂しいからまたきてください」と名残を惜しんでくれます。手浴・足浴も「とても気持ちいい」と喜んでくれます。あれっ！？何だか終末期じゃない気がする。入棟時はとても小さな声でしたが、だんだんと病室の外に居てもUさんの呼ぶ声が聞こえるようになりました。「せんせー、せんせー」とスタッフを呼ぶUさんの声には張りが出てきました。

その頃のUさんは、食事量はまだまだ少ない状態でしたが、カンファレンスで、「寂しくて人を呼ぶことの多い彼女なので、食堂へ行って食べる回数を増やしてみては？」との提案があり、1日1回昼のみから1日2回昼・夕食堂へ行くことになりました。その際、御家族から「ろくに食べられない人を食堂に連れて行くなんてかわいそうじゃないか」と否定的なコメントがありました。しかし、本人の様子を伝えながら根気よく関わりを続けていくなかでご家族も態度を軟化され、「大事にしてもらっている」「来るたびにいい顔になっている」と喜ばれるようになりました。そんな中でUさんは、少しずつ確実に食事摂取量が増え、体力もついてきました。

ある日、整形外科の回診時、医師が「どうですか？ 元気にやってる？」と声をかけたところ、「ええ、元気にやっております」とにこやかなUさんの返事に「…えっ！？ いつの間にこんなに元気になったの？」「びっくりしちゃったよ！」以前の彼女はこんな当たり前の会話もできないほど弱っていたのです。週1日の非常勤の医師は心底驚かれたようでした。

「て・あーて」の実践のためUさんのもとを訪れると「あなたの姿が見えなくて淋しかった」「また会いにきてくださいね」など私たちスタッフが訪室することを心待ちにしている言葉が返ってきました。私たちも訪室する度に笑顔が増えていくUさんを観るのが楽しみとなり、「て・あーて」実践の時間はお互いが癒やされる至福のひとときとなっていきました。その後元気になられたUさんは、御家族の都合で老健施設へと退院されました。

「て・あーて」は、患者さんも私たちも幸せになるケアだということを実感したケースで今でもUさんの笑顔が思い出されます。

◆ 退院目前のAさんの肺炎

看護部　総師長　重見美代子

コロナ患者さんに、腹臥位療法を取り入れて改善した報告をテレビの放映で見ることが増えてきました。10人がかりで腹臥位にしているとの放映を見た看護師たちは、「大変だ！ノーリフティング入ってないのかなあ？！」と口々に話していました。当院では、スライディングシートを導入してから、１日に何度も腹臥位にすることが苦痛ではなくなりました。挿管チューブ挿入中は、一人余分に介助者が要りますが、慣れれば、２～３人で腹臥位にできます。

79歳・男性Ａさんは、パーキンソン病でヤール分類Ⅴ度でした。肺炎後廃用症候群で回復期リハビリ病棟で毎日訓練とポジショニングに取り組み、退院調整が行われ在宅ケアの準備が整い、退院日が決定していました。

退院３日前のことです。発熱あり、検査の結果両側肺炎を起こしていることがわかり、一般病棟での治療が開始となりました。動脈血のガス分析でCO_2が高く、挿管・人工呼吸器装着となりました。喀痰培養の後、抗菌剤投与開始となりましたが、看護師たちはその日から半腹臥位での熱布バックケアを開始しました。ご家族は、前医から誤嚥性肺炎を繰り返すと聞かされており、退院はできないかもしれないと覚悟されていたようです。毎日、腹臥位での熱布バックケアを継続した１週間後喀痰培養の結果、投与していた抗菌剤に感受性のないことがわかりましたが、検査データーや臨床所見は改善傾向にありました。看護師たちは自分たちのケアで、免疫力が上がり、自然治癒力で改善したと主張しました。発熱がなくなってから、リフトでの離床から開始し、シッタン（端座位保持テーブル）を使っての座位訓練となりました。患者さんは元のようによくなり、自宅へ退院となりました。

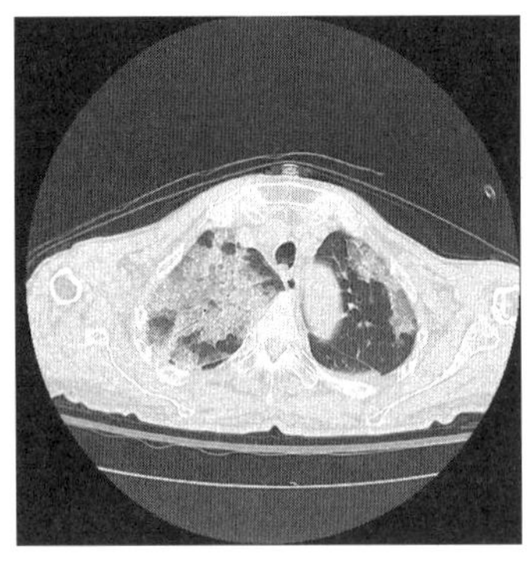

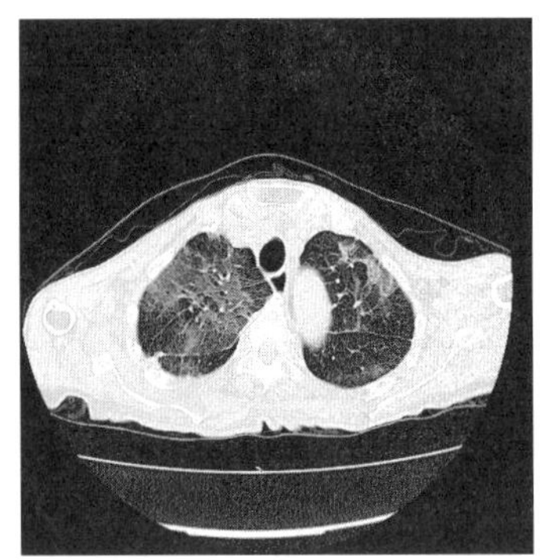

●●● 外来で「て・あーて」を ●●●

それは、１本の電話から始まりました。入院中、両下肢の「て・あーて」を受けていた患者さんから、電話がかかってきました。「入院中に受けていた「て・あーて」を、外来でも受けられないか？」という相談でした。私は、物理療法のハドマーならと返事しましたが、機械ではだめ、家族に病院でやってもらったようにしてもらうけど、さっぱりよくないとも言われました。病院と相談し、忙しい時はお断りするかもしれないけれどと、とりあえず外来で「て・あーて」を開始することにしました。2017 年 10 月のことです。

◆ 外来での「て・あーて」の実践を通しての学び

外来師長　尾田 朱美

最初に実施したのは、術後の左下肢リンパ管炎により下肢全体が腫脹している 75 歳の患者さんでした。リウマチと、両変形性膝関節症があり、左下肢に長下肢装具を装着し杖歩行をしています。左下肢の痛み、だるさ、特にソケイ部の痛みを訴えていました。

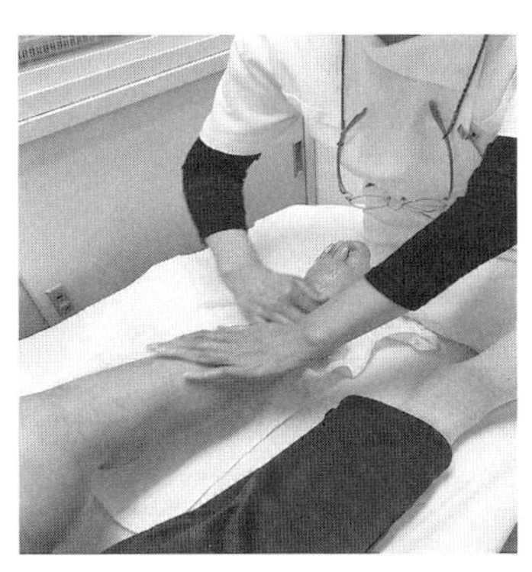

私は、病棟で行って成果を上げていた「て・あーて」を実施してみてはどうかと思って、患者さんに勧めてみました。患者さんは「何をしてもこの腫れは引かない」と、半信半疑のようでしたので、私は、「劇的に腫れが引くことはありませんが、続けていると引いてくる方もいます。マッサージをして少しでも気持ちよくなって頂けたら

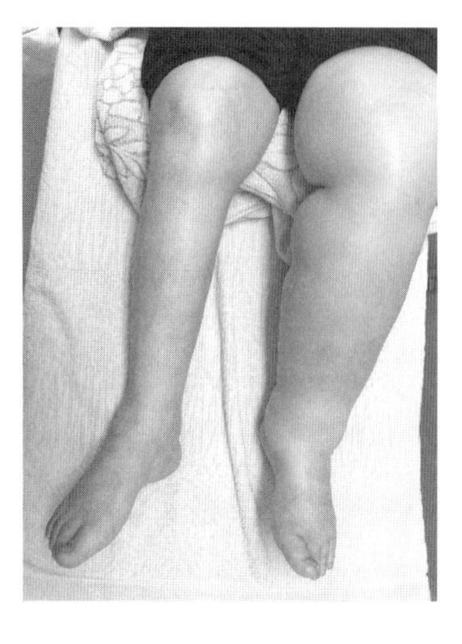

と思います」と説明しました。患者さんは、「左だけでいい」と言われ、早速開始することにしました。下肢全体が腫脹し、下腿前面の皮膚は薄く透けているようで光沢を帯び少しの刺激でも張り裂けそうでした。オリーブオイルをたっぷり使って、負荷がかからないようにゆっくりマッサージを行いました。患者さんは不安があったようで表情は硬く、声掛けにも眉間にしわを寄せる場面があり、リラックスできていないようでした。仰臥位になった時点でソケイ部に痛みがあり、実施時の体位の工夫が必要だったと反省しました。外来では、いつでもベッドサイドに足を運ぶとコミュニケーションがとれる入院患者さんとは違い、ケア後のフォローが次の来院時までできません。ひょっとしたら、次は来られないのではないかと私も不安に思っていましたが、「気持ちがよかった」と他の看護師に話していたようで、1週間後に2回目を実施することができました。臥位になるときにタオルケットを畳んで両大腿の下に敷き込み体位を取ると「これなら楽」と言ってもらいました。毎週リハビリに来た時に続けてして欲しいとの希望があり、許可をもらって3回目から写真撮影をはじめました。このときは下腿全体の皮膚に皺がみられ、腫脹が少し軽減し下腿前面の皮膚のツッパリ感もやわらいでいました。

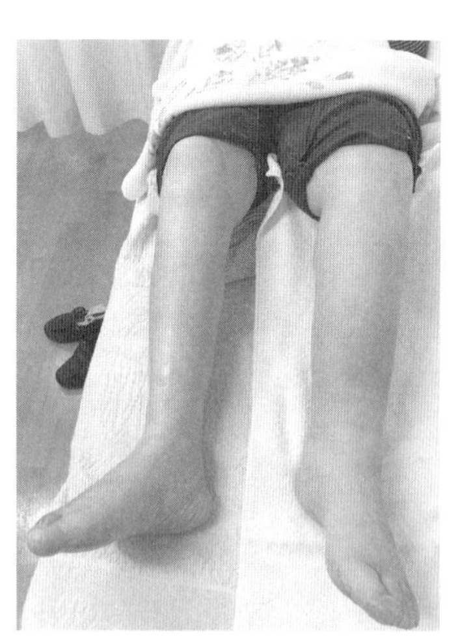

「少し腫れが引いたみたい」とにこやかな表情がみられ、回数を重ねる度に「気持ちよくて寝てしまいそう」と言っ

てくれます。でも、「私よりもっと腫れている人もいるんですよ」と自分はまだましなんだと納得しようとしている部分もあれば、「どうしてこんなに腫れるんだろう」と苛立ちのような感情を感じる場面もありました。15分間の短い関わりの中でも患者さんのいろいろな思いを感じ取ることができました。少しでもリラックスしてもらえるように、手に伝わってくる感触を心地よく感じながらこれからも続けていきたいと思います。

2人目の患者さんは、脳梗塞後遺症、心不全、両変形性膝関節症などで通院している87歳の女性です。入院中の体験から、外来でも「て・あーて」を実施してもらえないかと、希望された方です。「膝が痛い、左足の方がきつく腫れている。湿布や痛み止めよりマッサージが一番効くように思う。入院中は毎日してもらっていて、調子が良かった」と。両下肢の腫脹があり、確かに左の方がやや強いようです。皮膚は一部かさつき、発疹が見られますがかゆみはなく、掻破痕も見られません。足先の冷感があり、爪の色が変色していました。マッサージが終わるまでいろいろな話が続きました。終了後は足全体が温かく皮膚はほのかに赤みを帯びていました。自分で靴をはいて立ち上がり、2、3歩歩くと「あっ！足が軽い」と一言。そして、ゆっくりとした動作で杖歩行されています。2回目に実施したのは、約1か月後でした。「この前とても気持ちよかったです」と、またずっとお話が続くのかな？と思いながらマッサージをしていると、話が途切れはじめ、終了したのも気づかないほど寝息を立てて眠っていました。そっと声をかけると、「とても気持ちよかったです。眠ってしまいました」と、起き上がりました。この日は、シルバーカーを押しての歩行で、やはり動作は緩慢ですが自立しています。数歩歩いたところで「あっ痛くない」と今日もひと言ありました。よかったです。こちらも嬉しくなります。次は約2週間後でした。送迎の都合もあり不定期ではありますが、気が向いたときに来られ、「て・あーて」を希望されていましたが、施設に入所され中止となりました。

次は85歳の女性で、左大腿骨頸部骨折術後、右変形性股関節症、高血圧症などがある患者さんです。「足に力が入らない、膝から下がしびれている、足先がつめたい」といろいろな症状があります。「若い時は丈夫なほうで、仕事もばりばりしていた。歳をとって病気をしてから足が痩せてきた。こんなことはなかったのに」と話されます。下腿はやせていて、皮膚にはりがなく足関節から指先の冷感があります。マッサージ後血色はよくなりますが、冷たさはかわりませんでした。次に来られた時に、「後からぽかぽかあたたかくなりました。とても気持ちよかったです」と言ってもらい嬉しく思いました。長らく夫の介護をし、御主人が亡くなられてからはひとりで生活しています。「て・あーて」の最中、若いころ仕事で車を運転し日本全国どこへでも行っていたことやよく遊んだという話、世間の常識非常識、子どもの躾などいろいろ話してくれます。「私は気が強く、人にしてもらうのが嫌な性格だから難しいのよ」と、いろいろな話をされます。聞いていて、耳が痛いなと思うこともあれば、ああそうなのか、と考えさせられることもしばしばでした。自分の葬儀の内容も細かく決めているのだと話されたことがあり、家族が困らないようにと最期まで世話をかけまいとする様子がうかがえました。自分の生き方に自信と誇りを持って最期まで毅然としていようとする姿が素敵だと思います。自分がこの方の歳になった時、こんなに自信を持って話すことができるだろうか？いや、話せるように精一杯のことをしていこうと、てあーてを通じて学ばせていただきました。

４例目の方は、術後のリンパ管症で両下肢の腫脹が強くみられた７６歳の女性です。数日前までは体調もよく旅行に行き、普通に生活していました。両下肢が腫れてきて、膝の痛みが増し歩くことができず、妹さんが訪問した時には、寝たままで水も飲めていなかったそうです。両変形性膝関節症のため痛みが強く移乗動作は軽介助でできますが立位の保持は困難でした。最初に「て・あーて」を実施した時は、両下肢全体の腫脹が強く、皮膚がつっぱっていました。皮膚を損傷しないようにそっとゆっくりはじめました。「気持ちいい」と言われ、終了した時には、「すーっとして、軽くなった気がする」と喜んでもらえました。次に来られた時には、腫れは少し軽減していました。膝の関節注射をし、痛みが軽減して両松葉杖で家の中を動けるようになったそうです。左外踝に褥創の瘢痕と思われる痂皮があり、繰り返さないよう注意することを伝えました。自宅での臥床時の様子をきくことができ、クッションの入れ方を実演しました。次に来られた時には、一段と下腿がすっきりしていて膝が曲がるようになり松葉杖１本で歩けるようになったと喜んでいました。「このまえ教えてもらったようにクッションを入れたらすごく楽でした。そしたら踝のかさぶたが取れてきれいになりました」と嬉しそうに話してくれました。短い距離は杖なしで歩けて動作もスムースになり、下肢全体に腫脹はあるものの皮膚に弾力があり血色もよくなっていました。来られる度に「すごく楽になりました」と状態もよくなっています。車も運転できるようになり「あとは、自転車に乗れるようになりたい」と、更なる目標を持ちがんばられ、翌週、自転車で来院されました。毎回、「気持ちよかったです」「幸せな時間です」と喜んでもらえ、前向きに生活されています。今でも、毎週来られ、笑顔で帰られます。

外来では、入院患者さんとは違い、ケア後のフォローができないのではないかと思っていましたが、週に１回の短い時間でも、「て・あーて」を実施することでリラックスした状態でコミュニケーションがとれ、患者さんの思いや生活の一部分を知ることができます。皮膚に触れることで、こんなにも安心するのだと改めて手の力を実感しています。それと同時にケアをしている自分が気持ちよく嬉しい気持ちになり自然と笑顔になって、癒されていることの実感もあります。これからも看護師である自分の手の力を信じ「て・あーて」を続けていきたいと思います。

◆ ノーリフティング導入にかかわって

一般病棟　師長　村上 康浩

「ノーリフト」私が学生の時には、全く聞くことも習うこともなかった言葉でした。私は、仕事をしながら看護学校に通いました。 学生時代はもちろん、国家試験に合格し看護師として働き始めてからも、腰痛を訴える人が周りに多くいました。

でも、先輩たちは職業病なので仕方ないと対症療法をしていました。私も腰が痛いときがありましたがベルトをまいたり、鎮痛剤を服用したりして、対応していたのを思い出します。

私が病棟師長になってしばらくして、師長会で総師長から「仲間が腰痛で退職するのを防ぐために、看護部とリハビリテーション部でノーリフティングを導入する」と聞かされたのがノーリフトと関わる始まりでした。コアリーダーに任命されましたが、自分の性格は、新しいことに自分から積極的に関わるタイプではなく、「何かをする」と言われれば、なんとなくこなしていくタイプだったので、特に不安はありませんでした。何とかなるだろうと、ノーリフティングケアを導入し始めることも難しく考えていませんでした。

ノーリフティングケアについて、学んでいく事は、新しい事ばかりで、今までの看護・介護ががらりと変わるものでした。日常当たり前のようにしていた、背上げや体位変換が実は患者さんに苦痛を与えていたことを自分たちも体験し、実感しました。患者さんには、早朝から食事のセッティングのために、ベッドの頭部を挙上して回っていました。ずれないように下肢をまず挙上してはいましたが、上半身をリモコンを使用して挙上した後圧抜きはしていませんでした。ポジショニンググローブは各病棟に1組だけありましたが、使用することなく、食前数十分、食後30分そのままの体位を保持してもらっていました。苦痛でも、訴えることのできない患者さんもいました。なんということでしょう、何の疑問も持たず、よかれと思って施行した頭部挙上でした。今のままでは駄目であり、看護ケアが患者を苦しめる暴力にさえなることを思い知りました。

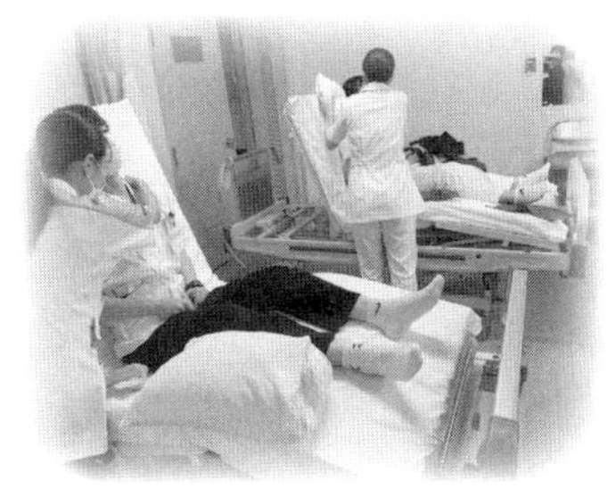

それから、勉強会に参加し、多くの福祉用具があることを知り、その製品に精通している担当者と知り合え基本使用や応用使用など、学べば学ぶほど、いろいろな工夫ができることがわかってきました。

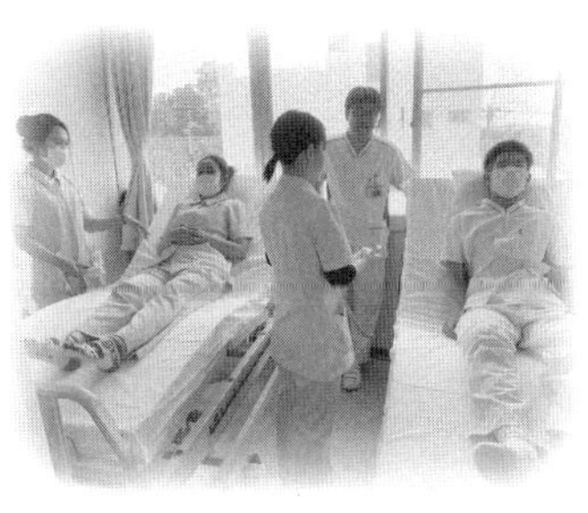

コアリーダーとして研修を受け、現場のスタッフに、伝達するとすぐに吸収し実行してくれました。スタッフの感想は、「楽」であり、患者も介助者も安全・安楽に行えるようになっていきました。いつの間にかスタッフが腰痛を訴えることも減り、体のしんどさも減りました。いろんな施設で、ノーリフティングの講習をしたり、全国学会や愛媛県や今治市の看護研究発表会に参加しました。当院での取り組みの結果を伝え、今治地域の多くの仲間たちに腰痛は防げるものと理解してもらい、苦痛を伴わない安全な看護・介護を行ってもらえるようになればと要請があれば、講習に出向いています。

私が学生のころには、現場での力仕事は若者や男性が行うことは常でした。看護の世界は、女性だけの世界だった歴史が長く、男性はなかなか受け入れられなかったこともありました。しかし、力仕事は「ちょっと来て」と便利に使われていました。ノーリフティングが導入されていない病院では、男性だから…と期待されることは今もあると思います。

最近は、看護学校でも少しずつノーリフティングを学んでいるようなので当院へ実習に来た看護学生に毎回指導しています。新しく看護師になるものが、新しい知識をもって、現場に就職し、ノーリフティングを活用していけば、裾野が広がっていくと考えます。しかし、当院で学んだ学生たちが、自施設で導入を進めても、関心を持たれなかったり、

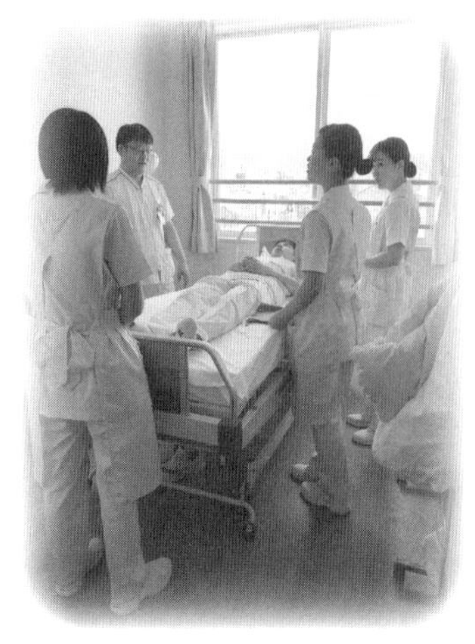

急性期病院でノーリフティングケアをしない理由を尋ねると滑って危ないと言われたりと報告が届き、正しい知識の広がりはまだまだだと悲しくなります。以前は新人教育の起居動作介助や移乗は理学療法士に依頼し、ボディメカニクスを指導してもらっていましたが、ノーリフティングを導入してからは、リハビリの新人職員にも看護部の新人研修に参加してもらっています。

今思えば、私の看護観は、この病院に関わった患者さんが、少しでも良くなって退院していく事が出来る事。その過程に少しでも自分がかかわる事が出来ればいいな。くらいの気持ちで、自己犠牲の精神はあまりありませんでした。

しかし、ノーリフティングを学ぶことによって、腰が痛くても患者さんの移乗など、日常生活の介助を行い、「ありがとう」の言葉に喜んでいたことは、自己犠牲と自己満足だったのかもしれないと思うようになりました。

これからも、新型コロナウイルの影響で、学会などが減っていますが、ノーリフティングは、実際に患者体験をしたり触って学ぶことが大事だと思います。閉鎖された病院（看護）の世界に閉じこもらないで患者や看護師・看護補助者にとっていいことを導入していく事が業務改善に繋がると考えます。

新型コロナウイルス感染患者での医療崩壊のニュースを聞くことが多くなっていますが、いろんな業界での人員不足が言われています。医療の業界での看護師不足は以前からありました。新しく看護師になる者が減ったり、腰痛といった職業病で離職したりすることも、将来の日本の医療崩壊に繋がると考えます。腰痛は、労働災害である、働きやすい環境を求めていつも改善点を見つけ出す視点で管理をしていきたいと思います。当院に、ノーリフティングの道具が整備され、技術が高まったことで、確実にケアの時間が増え、ケアの質が向上したと思います。これからもさらに安全・安楽を求めて努力し続けたいと思います。

ノーリフティング導入については、本やDVDをご覧ください。

(「チーム美須賀」の挑戦　めざせマグネットホスピタル　て・あーての実践と福祉用具の活用　重見美代子・窪田静編集　美須賀病院看護部著　看護の科学社　2017、て・あーてと福祉用具を活用したある地方病院の取り組み　全3巻　監修　川嶋みどり、窪田静　東京シネ・ビデオ　2017)

◆ ノーリフティングケアに救われた父

一般病棟　菅　梨央

つい最近の出来事、仕事中昼食を済ませ一息ついた13時ごろ突然、母から電話がありました。「お父さんがバイクで事故をして意識不明の重体になったと警察から連絡があった」と言うのです。あまりにも急な出来事で私は「え？どういうこと？」と言うことしかできませんでした。母も「意識不明の重体」としか言われてなかったため「私もわからん、どうしたらええかなあ」とかなり動揺していました。

私は仕事をすぐに切り上げさせてもらい、母と一緒に父が救急搬送されたであろう松山の病院へと向かいました。向かう途中母も私も「意識が戻らん状態やったらどうしよう。死んでしまったらどうしよう」という不安でいっぱいでした。

松山の病院に着き、医師からの説明を受けて不安が倍増しました。父は頭を強く揺らされたせいで脳内にいくつも出血しており意識がなく、更には血気胸、胸椎の破裂骨折、上腕骨骨折、鎖骨骨折、その他にも数多くの外傷がありました。しかもコロナ禍ということもあり面会がほとんど不可能ということで、病院から呼ばれた日のみ一日一人15分までの面会が許されるのみという制限がありました。事故当日は担当医師の計らいにより私と母が数分間面会をすることができましたが、その時私が見たのはヘルメットを被ってたおかげで頭、顔面に外傷はなく眠っているような父でしたが、声をかけても反応することはありませんでした。

私は看護師であり、交通事故により入院してきた患者さんを見てきて、意識が戻らない方、意識があってもコミュニケーションができない、日常生活が困難な方にも数多く出会ってきたためこの時は「ああ、父はもう元の生活には戻れない、一生寝たきりなのかな」と最悪なことが頭をよぎりました。

私が松山の病院で父に会えたのはそれが最後でした。幸いその後命に別状はない状態になったと聞き、しばらくHCU（高度治療室）で様子をみた後に骨折していた胸椎、鎖骨、上腕骨の手術を８時間かけて行い、無事成功したものの、母は数回ほど面会ができており、「今日は手術した左腕で手を握ってくれた」「こっちをみて目をぱちぱちしてた」等話は聞いていましたが、父の状態を直接見ていない私はやっぱり不安でいっぱいでした。

事故から約１か月して松山の病院の医師よりリハビリ病院への転院をすすめられ、私の希望により勤めている美須賀病院に転院することになりました。正直私は事故当日父に会っただけだったため、現実を受け止めきれず、父のことはあんまり考えないようにしようと思って仕事に集中していました。

しかし美須賀病院に転院して父の状態を毎日確認できるという安心感の反面、やっぱり父は事故して寝たきりになっている。という現実を突きつけられ不安感も強まりました。

転院時少し発語はあるものの、言っていることは支離滅裂であり、下肢はほとんど動かせず、自力で寝返りをすることすら困難、経口摂取もできないため鼻から胃管も入っていました。父は体格が良く離床もここまで動かないと大変だろうと思いましたが、ノーリフティングケアの導入により、先輩や、同僚たちが、「今日はリクライニング車椅子に乗せてみよか」「ちょっと座らせてみる？」と離床をどんどん進めたり、進んで声掛けをしてくれたりすることで父もそれに答えるように日々少しずつ回復してきました。今では車椅子に一部介助～見守りで移乗することもできるようになり、車椅子を足で自走することができるようになりました。リハビリのおかげで胃管も抜け、食事も経口で自力摂取できるというところまで回復することができました。あまりにも回復が目まぐるしく、転院してきた時に抱いていた不安はすっかりなくなり、明日にはどんなことが出来るようになっているだろう。と期待を抱くようになりました。

おむつを触ってしまって汚染することもありましたが、父の無言の訴え、声なき声に気づき、リフトを使用してトイレへの誘導が始まりました。そうすると、汚染することも少なくなりました。もう少しで排泄の自立ができるのではないかと期待しています。ノーリフティングが導入されていなかったら、トイレ介助もままならなかったと思います。父の入院生活はまだまだ続きますが、ここまで良くなったのはノーリフティングにより気軽に離床等を進められる美須賀病院だからこそだと思っています。今回のことを忘れることなく、他の患者さんにもこの気持ちになってもらえるよう日々ケアに励んでいきたいと思います。

◆「て・あーて」について

外来　弓削 知世

私は、美須賀病院に就職して初めて「て・あーて」のことを知りました。いろいろな事例を聞いたり本を読むうちにとても興味がわきました。

実際に外来で、「て・あーて」を実施させていただいて、浮腫が軽減し喜ばれる患者さんを見たり、毎回「本当に気持ちがいいよ」「これをしてもらったら1日足が軽いんよ」と笑顔で帰って行かれる姿を見るともっと広めていけたらいいと思いました。

また、少し難聴もあり、あまり自分からお話しをされなかった患者さんが「て・あーて」中にご自分からよく話をしてくださるようになったのが嬉しかったです。

◆ 父の闘病

一般病棟　主任　菅　薫

父の寝たきりの生活は、突然始まりました。約20年前の深夜、母から電話がありました。「父ちゃんが仕事中、高い所から落ちた。首の骨を折って、手も足も動かんなった」とのことでした。当時小学生だった子ども２人を連れて搬送された病院へ向かいました。病院で母は、ポツンと一人長いソファに座りうなだれていました。父は、緊急手術となり、気管切開中とのことでした。

ＩＣＵ（集中治療室）を経て、翌日父は人工呼吸器と共に病室に帰ってきました。頭にはネジが刺さり、重錘で牽引されていました。顔は腫れあがり一目では父とはわからないほどでした。「父ちゃん」と呼ぶ私に、ぱちぱちと瞬きをして涙を流しました。手を握った私の手を握り返すことは無く、手は垂れ下がったままでした。突然変わり果てた父の姿を受け入れることはとても辛いことでした。

しばらくして人工呼吸器は外されましたが、頭の牽引は数ヶ月そのままでした。残された機能で意思表示できるのは、口と目のみでした。私たちの問いかけに、YES、NOは瞬き、人を呼ぶのは舌を「チュッチュッ」と鳴らしました。細かい内容は、50音表を見せながら１つ１つ指さし「これ？これ？」と確認しながら、目的の音になった時笑顔を見せました。第３頸椎骨折だったので、体位変換もほとんどなく、ベッドから離れるのは検査の時か入浴時のみでした。いつ面会に行っても、部屋の風景が変わることはありませんでした。

数日で父の臀部に褥創ができました。１日１回医師と看護師がガーゼ交換にやってきました。体位変換の時肩と腰を持つと板のように固まった父の体は、まっすぐ横になりました。栄養状態も悪く、褥創が改善することはありませんでした。ある日、医師は褥創の壊死部分を除去するために、クーパー（外科剪刀）とブラシを持ってきました。壊死部分をクーパーで切除し、骨に付着している部分をブラシでこすり落としました。多量の血液が流れ、私は思わず目を覆いました。しかし、父は表情を変えることなく処置を受けていました。元気なころの父は、かたぶつで自分が決めたことは曲げない性格で、人の世話はしても人の世話になるのは嫌いな人でした。そして人一倍おしゃれな父でした。そんな父が…と思うと悲しくて、情けなくて、淋しかったことを思い出します。

時を経て、徐々に父の意識レベルは落ちて行きました。そして入院後1年半、多臓器不全で父は逝きました。

長い寝たきり状態の父でしたが、母は言っていました。「父ちゃんは、もう立つことはできん。でも、せめて椅子に座れたらと思うて、近くの家具屋さんでコタツを選びよるんよ、一緒にコタツを囲みたかろう」と、退院後の田舎生活を夢見ていた母でしたが、母の夢は叶いませんでした。

父が逝って20年、「て・あーて」「ノーリフティングケア」に出合って数年、私は、父が生きている内に知っていたらなあと思います。腫れあがった手や足に「て・あーて」・足浴・熱布バックケアをすれば、褥創もあんなに悪くならずにすんだのではないだろうかと。父は、家族の顔を見る度、「一度でいいから歩きたい」と訴えていました。リフトを使えば、父の願いを叶えることができたのではないかと悔やまれて仕方がありません。

しかし、今も父と同じような患者さんはたくさんいます。「て・あーて」、「ノーリフティングケア」に出合った私たちだからこそ今できるケアをしたいと思います。父に叶えてあげられなかった思いを目の前の患者さんに提供し、少しでも生きる望み、家族の喜びにつながればいいなと思います。

キュアではなく、ケア、看護の力で患者さんの支えになりたいと思います。

◆ 看護の原点を忘れずに

一般病棟　大仁田雅子

私は、看護師として10年目となりました。看護師5年目の節目の年に川嶋みどり先生の講演を聴くことができ、それまでを振り返るとともにこれから歩む道を見つけることができました。この5年間は「手」を使い患者さんが何を求めているか、患者さんの目線を意識した看護を行ってきました。そうして、迎えた10年目の今年はオンラインにて川嶋先生の講演を聴くことができました。コロナ禍の中、叶うことのないと思っていた先生の講演は嬉しいものでした。私の日々考える患者さんとの触れ合い、対話から拡がるその人らしく生きることができるよう看護することを改めて実感しました。日々行う看護の中で出会ったご夫婦を思い出しましたので紹介します。

A氏は肺炎で入院されていました。当院へは何度か入院されておりましたが、今回の入院期間中に状態が悪くなったこともあり、臥床時間が長くなっていました。入院中は肺炎で喀痰が多いA氏に腹臥位で背中に温かいタオルを当てる熱布バックケアと背部マッサージを行いました。初めて実施した時、なかなか吸引することのできなかった喀痰が上がってきたこと、話すことのないA氏が「気持ちいいですか？」の問いに大きく頷かれたことをみんなで喜びました。その後には何度も喀痰を吸引することができ、主治医から「治療というより看護でよくなっていますね」との言葉をもらいました。A氏には「て・あーて」やリフト移乗、シッタン（端座位保持テーブル）による背面開放座位を行いました。少しずつ離床が進み臥床時間を減らすことができるようになりました。

A氏がリハビリ訓練中、端座位訓練を行っている時に妻が来院されました。A氏の表情は臥床している時よりも良く、妻に椅子をすすめ横に座って頂きました。元銀行マンで、現役時は、日本全国を飛び回っており、妻はそれを支えていたのだと伺ったことがありました。亭主関白であったとか。横に並んだお二人はお互いの顔を見て、目を合わせられました。Ａ氏は妻の膝上に自分の手を、妻はＡ氏の背中に手を添えました。お二人は私たちの見たことのない穏やかな柔らかな表情をされていました。うまく表現できないのですが、某生命会社の小田和正氏の歌がＢＧＭとして流れているような瞬間でした。Ａ氏はその表情のまま看護師に反対の手を振ってくれました。日々のケアにより臥床時間が減り少しずつ離床時間が増え、このような時間を作ることができたと考えます。入院されるとご夫婦で寄り添うこともなくベッドに寝たままの面会では、同じ目線の高さで会話されることは少なくなります。どのような状態の患者さんでも人間らしく、その人らしく生きていくということを改めて実感しました。

もう一例、私が夜勤勤務に入った日に状態が悪化し、私の勤務する一般病棟に入棟されたＢ氏。上肢は浮腫で手指までしわがなくパンパンの状態。特に左上肢に浮腫が顕著に見られていました。一般病棟ではＰＮＳ®[注1]（パートナーシップ･ナーシング･システム）もどきで看護を行っています。看護師２人での訪室が多くなりますので、一人がバイタル測定をしている間にもう一人がてあーてをすることが多いのですが、気がつくとＢ氏に声を掛けながら看護師２人で両上肢に「て・あーて」をしていました。様子を見に行っては「て・あーて」を。体位変換をしては「て・あーて」をと朝まで訪室する度に夜勤スタッフで行いました。

朝を迎えた時には手指から手背にしわが見えてきたのです。日々行っているケアに効果を実感することができました。私の看護の原点である「手」を使った安楽には安らぎだけでなく今の状態で人間らしく生きていくことができるよう導く看護の原点があるのではないかということを改めて考えました。

川嶋先生の言葉に「看護独自の生活行動面の援助行為は患者に苦痛や不安を与えるものであってはならず、その過程は安心で心地よいものでなければならない」とあります。また「心身ともに気持ちが良いことを体感しながら苦痛や不快にまつわる不安感を癒す過程となる」とも言われています。日々の看護はこの言葉につながっていると思います。病棟では、日々看護師同士で自分たちが実践したこと、患者さんの表情や状況の変化を話し合います。また、実際に自分たち看護師が快・不快の実体験やお互いに実践し体感したりします。自分たちが体感しないと見えてこないことはたくさんあります。体感するからこそ、より良くなるように変えていくアイデアも出る、患者さんごとに違ったケアが生まれ新しいことを柔軟に取り入れることができるのだと考えます。病棟では「て・あーて行ってきます」と看護師の声が聞こえてきます。看護師として15年目、20年目に向けて看護の原点を忘れず進んでいこうと思います。

注1　PNS®
　福井大学医学部附属病院が開発した看護体制で、2人の看護師が安全で質の高い看護を共に提供することを目的に、良きパートナーとして対等な立場で互いの特性を活かし、相互に補完し協力し合って、看護ケアを行う。

◆「て・あーて」に学ぶ

一般病棟　服藤 恋子

「『て・あーて』に学ぶ川嶋みどり講演会『今求められる看護の力』によせて」それは、私が美須賀病院に就職して初めて手にした本でした。「て・あーて」とは、何なのか想像すらつきませんでしたが、病棟・外来においてすでに浸透されている「て・あーて」の目的や実践方法、川嶋みどり先生をはじめとする先輩ナースの方々の思いを理解するまでに時間はかかりませんでした。

浮腫のある患者さんに行う看護とは何かと問われれば、浮腫部分の挙上や原因となる疾患の治療、栄養状態の改善などの回答が一般的だと思いますが、美須賀病院では「じゃあ、『て・あーて』もしようか」と、浮腫のある患者さんに限らず、当たり前のように「て・あーて」が実践されており、触れる力、寄り添う時間の大切さとその効果を、就職してから現在に至るまで日々実感しています。

その中でも一番心に残っているのは、就職して間もない頃、脳疾患後遺症で入院してきた患者さんＹさんに行った「て・あーて」です。Ｙさんは順調にリハビリが進み、私が勤務する一般病棟から回復期リハビリ病棟へ転棟しました。始めは経管栄養でしたが、徐々に経口摂取が可能となり、車いすへの移乗も軽介助となり、自宅復帰ができるまでに回復されました。しかし、退院日が決定したのち、重症肺炎を起こし一般病棟へ再入棟となりました。発語もなく、表情も乏しく、ぼーっと一点を見つめる姿を今でも覚えています。すぐに治療が開始され、新人ナースの私も自分にできる看護を行いましたが、私の目に映るＹさんは、注射を痛がり、口腔ケアを嫌がり、喀痰吸引に苦しむ、つらそうな表情ばかりでした。Ｙさんの全身状態も悪化し、ほかに自分にできる看護も思いつかず途方に暮れていた時、先輩ナースに「『て・あーて』してみる？」と提案され、病室に向かいました。声をかけても眉間にしわを寄せ閉眼したままのＹさんの下肢に触れ、静かに「て・あーて」を始めました。ふとＹさんの顔に目を向けると、私が見てきたＹさんのつらそうな表情とは違い、全身の力が抜け、身を任せるような安心しているような、やわらかい表情をされていました。

次に私が出勤した時、Ｙさんの姿はなく、あの時の「て・あーて」は私にとって最後のケアとなりました。最後に笑顔を見ることも、声を聞くこともできませんでしたが、あの時の穏やかな表情を見て、川嶋みどり先生のお話を思い出しました。“看護が普及していない時代、大切な家族が熱を出し寝込んでいたら、冷たいタオルを額に載せてあげたり、汗をかいたら体を温かいタオルで拭いてあげたり、そばで手を握ってあげる、その行為にどれだけの力があるか…”本来の看護とは何か、心に感じるものがありました。業務に追われる日々の中で、そういった思いや時間を大切にしているこの美須賀病院でこれからも温かい看護を学び実践していきたいと思っています。

◆ 患者を癒す手

一般病棟　田窪 紗希

美須賀病院に就職し、11年が経ちました。就職当時はまだノーリフティングケアの導入前で、患者さんを持ち上げて動かすことが当たり前でした。夜勤明けの日には一度横になると歩くのもやっとという程腰が痛かったのですが、職業病だから仕方ないと思っていました。

しかし、数年後スライディングシートやボードが導入され、仕事内容が変わったかのように身体への負担が軽くなりました。自身への身体的負担が激減するとともに、患者さんの反応にもかなり違いが出てきました。痛みのある患者さんの体位変換や移乗は、患者さんの身体に力が入り、される側もする側も負担が大きいものでした。スライディングシートやボードを使用することでお互いの力みがなくなりました。また、自力で体位変換ができない患者さんの背部にスライディンググローブをつけた手を差し込むとどの人もこの上ない嬉しそうな表情に変わり、「気持ちいい」と言われます。

そして、オイルを使用しての四肢の「て・あーて」を始めると、処置やリハビリなど何もかも拒否する患者さんもスタッフとのコミュニケーションが取れるようになり、意欲や食欲が高まり拒否的な言動も少なくなって笑顔でスタッフと会話するようになりました。最初、「て・あーて」を始める時は強さや動かし方に戸惑いもあり、緊張していました。肩の力も入っていたかもしれません。しかし、実際始めてみると自然と受け入れられ、される側もする側も力がすーっと抜けるのを感じました。する側は相手の心地よいと思う触れ方を自然に考え、相手を想う気持ちがされる側に伝わっているのかもしれません。看護師の手は患者に痛いことをするためにあるのではなく、癒すため・不快をできるだけ少なくするためにあるのだと身をもって感じました。

幼い頃、友人とした砂山のトンネルづくり、できるだけ大きな砂の山を作り、山の向こう側とこっち側から互いに穴をあけていく経験があるでしょうか？つながる直前、砂を通して、互いの指の感触があり、傷つかないよう手の動きが柔らかくゆっくりになります。完全につながるとトンネルの中で手をつなぎ満面の笑顔がこぼれる瞬間の感動と喜び。「て・あーて」のことを振り返っているとふとそんな思い出がよみがえってきました。

◆「て・あーて」に出合って

回復期リハビリ病棟　八木 利恵

私は、美須賀病院に就職して初めて「て・あーて」という言葉を知りました。川嶋みどり先生による「今、求められる看護の力」の講演や、著書を読ませていただいて一番に感じたことは、「て・あーて」という言葉の響きの優しさでした。何故伸ばし棒（長音）が入っているのか、先生がおっしゃられていたように、時間に追われてこなすだけの業務にならないよう、ゆっくり行うためだと思っています。

私が病棟で「て・あーて」を実践していて、とても印象に残っている患者さんを紹介します。90歳代、男性、圧迫骨折で入院されていた方です。安静中で両下肢の浮腫もあり、リラックス効果も含め、「て・あーて」を始めました。開始した当初は、リハビリなどの兼ね合いをみながら空いた時間に訪室して行うという、業務の一環としてこなしていました。回数を重ねる内に元教師という職歴から私の子どもの話を熱心に聞いてくれたり、教育についての持論を話してくれたり、たくさん会話をしました。「て・あーて」をしながら楽しい時間を過ごしていることに気づきました。また、ある時は患者さんから「明日は何時にするか？」「また、来てくれよ」と声をかけてくれるようになりました。そして、どんどん活気がでて回復に意欲を示し、大好きなサッカー観戦にも行けるようになった姿を見て、とても嬉しく思いました。「て・あーて」をしていなければこんな風には感じられなかったと思います。直接手で触れ、生きている体温を実感したり、安心感を与えたり、心を伝える手、「て・あーて」の偉大さを実体験より学びました。やはり看護とはベッドサイドに足を運び、患者に寄り添い直接触れ合い、求められているニーズに応えていくものだと思いました。今回改めて「て・あーて」について考えた時、まず一番に川嶋先生の「手は目的によって、自由自在に変えられる」という言葉に感銘を受けたことを思い出しました。生まれた赤ちゃんが一生懸命握る親の手、迷子にならないようにつなぐ手、親しい人と交わす握手や、最期のお別れの握手やマッサージなど色々あります。これからも手を使うことを意識し、患者さんの回復過程に寄り添いたいと思います。

◆日常業務のひとこま 爪切り

療養病棟　越智 琴美

て・あーて塾 in 愛媛の研修に室谷良子先生の爪切りの実習がありました。その時、今治市にサロンを開いているお弟子さんが居ると聞いて早速、看護部として病院にお願いして1年間ケアと指導に入ってもらいました。それ以後爪切りを積極的にやってくれる仲間がいます。「爪切りをいつもしてくれてありがとう」仕事のあいまに、爪切りをしてくれる看護師にいつも感謝しています。

よし、今日は爪切りをしてみよう。と爪の長い患者さんを何人かリストアップしました。爪切り道具を持って患者さんのところへ行ってみました。一人目の患者さんは、リハビリをしていました。次の患者さんのところへ行くと、2人目の患者さんは、腹臥位中でした。腹臥位は爪切りには難しい体位です。3人目の患者さんのところに向かいながら、患者さんの爪切りのタイミングをつかむのは難しいんだなあと思いました。3人目の患者さんはおむつ交換中でした。やっと4人目の患者さんの爪切りを始めることができました。教わったように少しずつパチン、パチンと切りました。固い爪が飛び散ってしまう。あわてて新聞紙を敷きました。患者さんの手が無意識に飛んできて新聞紙がずれてシーツの上に爪がこぼれてしまいました。ガムテープを持参して散らかった爪を集めました。爪切り一つにも驚くほど準備がいります。切り損ねては危険だと思い、手を押さえると患者さんも「痛いが！」とぐいぐい手が飛んできます。こうなればよけいに力が入り、「あぶないんよ、じっとして」と、声がでかくなります。お互いに力いっぱい頑張り合います。何とか爪を切ってやすりの最終段階に入ると、患者さんの口の中は唾液と痰で一杯、ゴロゴロと喉を鳴らすので爪切りを中断して吸引をしました。けっこう時間が過ぎたよなあと時計を見ると１５分はとっくに過ぎていました。後少しと、やすりを始めると静かな呼吸で穏やかな表情をしています。「きれいになったよ」と言うと、患者さんがほほ笑んでいるように見えました。こんなに長く一人の患者さんの傍にとどまることは「て・あーて」を開始するまではありませんでした。

次の患者さんのところへ向かいます。リハビリを終えて、車椅子に座っていました。近づくと声を上げて笑ってくれました。「爪を切るね」と声掛けすると、「ああ、頼もうか」と言ったり、「かまん、かまん。昨日切った」と言ったりされます。近づいて声をあげるのは、構ってくれる嬉しさ、「かまん（結構です）」というのは、看護師が忙しくしているから遠慮しているように取れました。彼女なりに気を使ってくれているんだと嬉しくなりました。彼女の協力動作もあり、スムーズに爪切りができました。彼女の手は温かく柔らかな優しい手でした。娘や孫の話をしてくれました。しゃべる彼女はとても明るくて穏やかな顔をしていました。爪切りが終わると、「ありがとうね」と言ってくれました。時々中耳炎をおこすので、耳の痛みはどう？と問うと、「痛いけど少しよ」と言います。少しよ。の言葉は大丈夫よ、心配しられんよ。と私たちに気を使ってくれている気がしました。

爪切りをしながら、子どもの頃を思い出しました。学校で忘れ物調べがあって、ハンカチとちり紙を持っているか、爪が長くないかの検査がありました。朝、学校へ行くぎりぎりの時間に母に頼んで爪を切ってもらいました。「どうして、もっと早く言わんかったの？」としかられながらもその瞬間はより近く、母の傍にいて話をすることができ、母を一人占めできる瞬間でもあったと懐かしく思い出します。

爪切りは、「たかが爪切り、されど爪切り」患者さんと向き合って、患者さんの手に触れ、温かさを感じ取ることができます。患者さんの状態を傍でいち早く知ることができて異常の早期発見にもつながりますし、患者さんとのコミュニケーションの絶好の瞬間でもあると思います。

◆ 美須賀病院に入職して

一般病棟　大澤佑未子

私は、2020年春に看護師国家試験に合格し、看護師になることができました。

私と美須賀病院との出会いは、看護学校の授業でした。私が通っていた看護学校では、老年看護学の授業のなかで、「て・あーて」を学ぶ機会がありました。「て・あーて」というのは、手を用いたケアの総称だと理解しました。優しくそっと触れるだけで、オキシトシン（別名幸せホルモンともよばれています）が分泌され患者さんの痛みや不安の軽減につながります。実際に、友達同士で「て・あーて」を行いました。手をさするだけで、気持ちが落ち着いて、リラックスできました。不思議と友達との距離が縮まったような気がしました。そこから興味を持ち、美須賀病院の取り組みを教えてもらいました。「て・あーて」以外にも「ノーリフティングケア」など新しい看護の方法を導入しているところに惹かれて入職を決めました。

実際に看護師として臨床の場に立つと、学生の時とは違う緊張感や不安がありますが、先輩看護師さんにすぐ相談でき、的確なアドバイスが貰えます。また、定期的に勉強会があり、知識・技術ともに成長できる環境の中で看護に取り組んでいます。

臨床の場では、就職してすぐ患者さんに「て・あーて」を行いました。「て・あーて」を行う前は無口だった患者さんが、「て・あーて」を行ううちに、「気持ちいいね」「若い頃はねぇ、こんなヤンチャしよったんよ」などいろんなことを話してくれました。そして、「新米さんがんばってね！」と労いの言葉をかけてくれました。その言葉を聞いた時、看護師という仕事を選んでよかったなと思いました。

「て・あーて」は、患者さんだけではなく、看護師のやりがいにもつながるケアだと私は思います。看護学生の実習や臨床の場でも、取り入れていくことが必要だと思います。

まだまだ未熟な看護師ですが、周りへの感謝と努力を忘れないようにしたいです。そしていずれは地域に貢献できるようになりたいと思っています。

＊　　＊　　＊

今治看護専門学校の第一看護学科（3年過程）の老年実習と准看護科コースの基礎実習と成人実習を受け入れています。実習生が感想を寄せてくれました。実習生には、ノーリフティングケアの体験と「て・あーて」・熱布バックケアを実施してもらっています。

◆「て・あーて」を実践して

今治看護専門学校准看護科　2年　菊川 真美

「気持ちがええ、これをしてくれるんを待ちよったんよ」私が実習中、「て・あーて」を実施させて頂いたAさんが言った言葉です。

美須賀病院での実習のはじめ、指導者さんが「て・あーて」を教えてくれました。その時の患者さんは、時々暴言や暴力がみられる患者さんだったのですが、「て・あーて」を指導者さんが行うと、みるみる穏やかな笑顔になりました。指導者さんに教えてもらったように、下肢の浮腫の部分の「て・あーて」をさせていただきました。下肢がとても冷たくて、私の手で温めるように意識しながら行っていると「あんたの手が温かくて気持ちがええ」と、満面の笑みを浮かべて言ってくれました。それが私は嬉しくて、実習中に指導者さんにお願いして何人かの患者さんにも、「て・あーて」を実施させて頂きました。

その中で、最も印象深いのはAさんです。Aさんは、転移性のがん末期で対症療法のみの患者さんでした。腹水が貯留していて、苦痛に耐えていたので、「て・あーて」の申し出は断られるかなと思っていたのですが、「してくれるんを待ちよったんよ。これしてくれたら楽になるんよ」と、待っていた様子でした。下肢は浮腫でパンパンでした。オリーブオイルを自分の手で温めながら末梢から中枢に向かってマッサージを行い20分程すると、目に見えて浮腫が軽減していきました。Aさんに伝えると、「私も自分でわかる。楽になったし、痛くなくなった」と、一緒に笑いあいました。私は、「て・あーて」の効果を目に見える形で実感し、とても嬉しくて、次の日からもAさんに「て・あーて」の声掛けをしました。特にAさんは、苦痛や倦怠感の強い時ほど、「て・あーて」を待っている様子でした。

「て・あーて」は、身体の苦痛の軽減だけでなく、精神面での苦痛の緩和にも効果があると感じました。みなさん、「て・あーて」の間はたくさんお話してくれました。若い頃の色々なこと、病気のこと、時には家族の愚痴など、笑ったり泣いたりしながら話してくれるのです。リラックスして心の中をすべて吐き出してくれているようでした。

肌と肌の触れ合いは、母親が愛情を持って幼子のお世話をするそれに似ているのではないかと思うのです。美須賀病院での「て・あーて」の実践によって、普段は意識していない「手」の持つ力を学ぶことができました。

II　現場からの報告

◆ 看護師の原点「手」を用いたケア
～「TE―ARTE」がもたらしたＡＤＬの改善～

村上みどり　菅 薫　田中真一朗　田中亜衣
中山京子　児玉明子　嶋野光史　田窪紗希
清金富久美　大仁田雅子

はじめに

A病院では、川島の推奨する「TE － ARTE」を導入して4年余りになる。「TE － ARTE」とは、川島が、「『自然が治療するように』ケアを行うことは、その人自身の持っている可能性に働きかける」とし、「高度医療下の現在だからこそいっそう求められ」「皮膚を介してもたらされる種々の刺激、温熱・浴を介したケア」であり、「ポジショニングによる効果、清潔ケアの諸効果など、(狭義の) 医療技術に匹敵する効果が、療養上の世話行為の中に潜んでいる。」[1)] と提唱する「手」を用いたケアである。食欲と意欲の低下や、リハビリやケアの拒否がある患者に、「TE － ARTE」をはじめとする看護介入を行ったところ、様々な状態の改善がみられたので報告する。

Ⅰ．倫理的配慮

事例報告に当たり、A病院院長の承認を得た上で、ヘルシンキ宣言の趣旨に則って患者・ご家族の同意を得た。

Ⅱ．事例紹介

90代女性、身長145㎝　体重40.2㎏

病名：右大腿骨転子部骨折術後、褥創：仙骨、右膝外側、右外果 TP7.0　ALB2.3

ADL：日常生活自立度B2　移動・移乗：車いす全介助　寝返り：全介助　排泄：おむつ全介助　食事：一部介助

平成30年デイサービス利用中トイレで転倒し受傷した。かかりつけのB病院で骨折と診断され、C整形外科へ転院後、受傷2週間後に手術を受けた。術後の経過は良好だったが、リハビリや食事の拒否、褥創発生があり、何とか元気になってほしいと、術後1か月でリハビリ目的にA病院へ転院となった。

Ⅲ．介入方法

【「TE － ARTE」】アロマオイルを手で温め、手や足に塗りゆっくり鳥の羽根でなでるように、または患者の好みの圧を掛けてマッサージを15分間実施した。

【熱布バックケア】タオルを熱いお湯で絞り側臥位や腹臥位で背部に当てた。バスタオル1枚2つ折り、またはフェイスタオル3枚を2つ折りにし並べて頸側と腰側に1枚ずつ、残り1枚は縦に重ねて当てポリエチレン袋等で覆い、15～20分バスタオルや布団で保温した。タオルを取り除いた後、湿気を拭きパジャマの上からスライディンググローブで背部をマッサージした。

【リフト】ハンモックのような吊具で身体を支えて廊下を散歩した。この時にスライディンググローブで下肢をマッサージしたり足浴をしたりした。

【バブ浴】炭酸入浴剤を少量入れたお湯で足浴を15分間行った後、下肢をマッサージした。

Ⅳ．介入の経過

転院当初は、右下肢の痛みを強く訴え、表情がこわばっていた。車いす移乗やリハビリ等、触れられることに強い拒否反応を示して、声を荒げて暴言を繰り返し、食事摂取の介助も受け入れなかった。

転院初日に昼食のため車いすに移乗すると家族が「久しぶりに車いすに座っているところを見た」と涙ぐんでいた。しかし、患者は表情をくもらせていた。アセスメントをし、無理やり車いすに介助することをやめ、リラクゼーション目的にリフトを取り入れ、褥創･下肢浮腫に対し、バブ浴・「TE − ARTE」を計画した。

Ⅴ．介入の効果

「TE − ARTE」開始当初は、「嫌！せんでかまん！」「何しよん！」等の発言があったが、継続して実施することで「TE − ARTE」中に入眠したり、笑顔が見られるようになった。リラックスしている様子で、拒否的な発言も聞かれなくなった。熱布バックケアは、「気持ちよくない！」と言いつつも静かに眠っていることもあり、繰り返し実施することで徐々に「もっと温めてほしい」と受け入れられるようになった。

嫌がっていた車いす移乗だったが、抵抗なく自ら移ろうとしたり、「ありがとう」「ごめんよ」といった発言もあり表情も穏やかになっていった。リフトは「見世物になるくらいなら歩く方がえぇ」との発言があり、オージー技研のセーフティウォーカー歩行を開始した。看護師が「上手に歩きよるね」と声を掛けると「何が上手なかったりすらい」と言いながらも笑顔が見られた。軽く介助すると約 20 mの廊下を往復することができた。

また、車いすで洗面台まで介助し、鏡を見たり洗顔をすることで、最初は「せんでかまん」と言っていたが、徐々に表情は明るく穏やかに変わっていった。その後化粧水をつけたり、口紅を塗ると「恥ずかしいがね」と言いながらも、何度も鏡を見ていた。

栄養面では、経口からの摂取量が少なく、主治医より胃ろう造設や経管栄養の打診もあったが、娘は「高齢でもあり辛いことはさせたくない。口から食べられるだけ食べさせてあげたい」との希望だった。家族の想いを尊重し、何とか少しでも口から食べることはできないかと栄養課と相談し、形態はもとより少しの量でカロリーのあるものに変更した。また、精神面での配慮として、食事時は1人にせずに食事の内容を説明したり、少しでも食べてもらえるよう言葉掛けを行った。家族にはなるべく食事の時間に合わせて面会に来てもらい、好みの物を差し入れてもらうよう協力を求めた。看護師の勧めだと拒否していても家族の勧めだと食べることもあり、徐々に食事摂取量が増えていった。誕生日には握り寿司の差し入れがあり「おいしい」と言って一人前全部食べた。はじめはむらがあり、補助食品も合わせて 30 ～ 800Kcal しか摂れてなかったが、1か月後には 800 ～ 1300Kcal を摂れるようになった。体重は、転院時に比べ1か月で 2.4kg、退院時には 6.0kg増加した。転院時3か所にあった褥創に対しては、洗浄・軟膏処置・バブ浴・下肢のマッサージを行い、臥床時の安楽なポジショニングと体圧分散に努めた。栄養状態が悪く時間を要したが、経口摂取量が増えるとともに治癒に至った。

Ⅵ. 評価・考察

患者は転院時より「痛いから触らんといて」「何もせんといて」「何もいらん、食べん」と看護師やリハビリスタッフが身体に触れることができないほどの恐怖心、抵抗があった。カンファレンスを重ね、「TE－ARTE」を取り入れ、リフトによるリラクゼーションを図った。はじめは「もうせんでかまん」と何度も拒絶されたが、「手」を用いたケアは継続していくうちに受け入れられていった。その経過の中で、食欲やリハビリへの意欲が出現し、笑顔もみられるようになった。ADL は、項目では食事が自立で他項目は介助量が軽減したのみではあったものの、入院時の FIM38 点から退院時 43 点と改善した。

山口は、「『手当て』の効果は『癒やし』と『絆』である。『触れ—触れられる』ことから感じられる快や温かさといった感覚から、親密さや優しさ、愛情、信頼感といった感情が生まれる」[2]と述べている。「TE－ARTE」は、患者ばかりでなく、施行している看護師自身が癒やされていることにも気づかされた。

Ⅶ．おわりに

転院時に多くを拒否していた患者が「手」を使ったケアである「TE－ARTE」の経過中、リハビリやケアを受け入れるようになった。否定的な発言も減って穏やかな表情で過ごすようになるなど、確実な変化がみられた。家族に「感謝、感謝。ここに来てよかった」と仰っていただけたことは嬉しく、看護師をしていてよかったと思えた瞬間であった。

触れる、なでる、さするといった、手の力で人がよみがえる可能性が示唆された。A病院で「TE－ARTE」に取り組むようになり4年余り、熱布バックケアに取り組むようになり1年。確実に患者に変化が表れ、看護のやりがいを感じている。今後も看護の原点である手を使ったケアに取り組んでいきたい。

引用文献

1） 川嶋みどり：『チーム医療と看護』P.72　看護の科学社　2011
2） 山口創：『手の治癒力』P.46-47　草思社　2012

（第38回愛媛看護研究学会発表）

◆ 口から食べられる幸せ
〜環境の変化と関わり〜

療養病棟　看護師一同

事例紹介　68 歳　男性
病名　　　脳梗塞（左上下肢完全麻痺・失語症）
既往歴　　脳性麻痺　糖尿病

令和 1 年 10 月 15 日 9 時頃より何度も転倒し呂律が回らず、立位困難となった。入院を勧められたが本人が強く拒否し外来通院し点滴を行う事となった。しかし翌日 7 時頃左上肢が全く動かなくなり救急搬送され緊急入院となった。入院時左上下肢の MMT0 の完全麻痺であった。食事は糖尿病食の 1800㎉を提供したが開口せず経口摂取困難となったため絶食とし CVC 挿入し高カロリー輸液を開始し BS コントロールを行った。胃管の挿入や PEG 造設の話もあったが家族より「本人はきっと嫌がると思うし可哀そう」という訴えがあったため言語聴覚士が介入しながら楽しみ程度の食事を提供することとなった。当初は家族の差し入れのサイダーやパン類をほんの少し摂取する程度であった。

一般病棟での治療が終了し本人と母親は自宅退院を望んでいたが母もデイサービスに通っており本人の面倒は見れず話し合いの結果療養病棟に入棟することとなり、令和 1 年 12 月 11 日療養病棟へ入棟した。入棟時より車椅子移乗が可能であったため車椅子座位にて足浴を行い「触れる」ことから関わりを持った。入浴日以外、車椅子に移乗しナースセンターで足浴を行い本人に話しかけたり他の患者さんと過ごしてもらったり少しずつ刺激入れを行った。言語療法士の介入もあり食パン 1 〜 2 口、豆腐 1 ／ 4、豆などを少量ずつ摂取するようになった。母親より「この子はパンが好きなんです」と言われ自宅から本人の好むパンやお菓子を持参してもらった。病院食は好き嫌いもありあまり多く摂取することはなかったが自宅から持参したピーナツバターパンやアンパンなどはむせることなく摂取出来るようになった。12 月 24 日に発熱、嘔吐が出現し検査の結果胆嚢炎と診断され一時的に絶食となったが症状はすぐに改善し再度食事が開始となった。

日に日に活気が出て「三角おにぎりが食べたい」という訴えがありゴルフボール大のおにぎりを５個提供したところほぼ全量摂取した。今では普通食、主食おむすび副菜刻みをほぼ８割〜全量摂取出来るまでとなった。表情が明るくなり筆談やジェスチャーで自分の意思を伝えるまでとなった。訪室時には手を握り話かけ、ナースセンターで過ごしているときにはスタッフと筆談したり自分の思いをノートに書いてもらったりしてコミュニケーションを図った。日々表情が明るくなり笑顔も見られリハビリも嫌がらず実施している。食事は食堂に行きサイドテーブルにセッティングすると自力で摂取出来るまでとなった。まれにむせることもあるが発熱や肺雑音もなく日中は出来るだけ車椅子で過ごすようにした。ナースコールも自分で押せるようになり活動性もアップした。

毎日、話しかけたり身体に触れることで患者の状況は日々変化することを感じた。触れることの大切さを大事にし、一番近くにいて患者、家族に寄り添う事の出来る看護師でありたい。

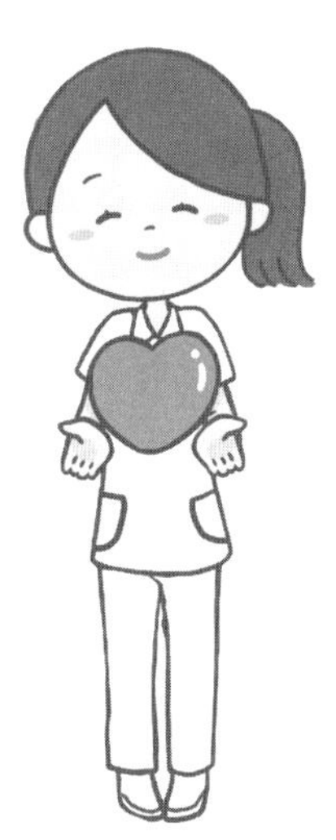

◆ 今、求められる看護の力
～熱布バックケアがもたらした効果～

一般病棟　田中真一朗　葛山美和　田窪紗希
嶋野光史　清金富久美　田中亜衣
村上みどり　菅 薫

はじめに

医療技術の高度化と効率性追求の医療現場では、人間的なアプローチが次第に姿を消しつつあると感じる。「医師は聴・打診をしなくなった」「看護師は全く触れてくれない」という声も多く聞く。

“て・あーて塾”開講に寄せての案内文に「痛む場所に手を当てそっと擦る、苦しむ人の手を握るなど、“手”を用いたケアは、医学の進歩以前から、人間の営みの中で自然に用いられて来ました。看護の歴史をひもといてみると、『患部をさするとか、痛む身体を優しくもんだり、温めたり冷やしたりなどの行為の中に、優しい思いやりや愛情・希望が表現されていた』[1] とある。しかし、現在の医療は患者ファーストではなく医療従事者中心の治療・ケアがなされていると感じることがある。川嶋は、「看護師が看護に専心することなしに看護を通して人々の幸福を実現することはできない」「高度医療、超高齢化の今というこの時こそ、看護師が看護本来の役割を果たすべきその時である」[2] と述べ、いつも“看護とは何か”“看護師は何をする人か”と問われる。私たち看護師が看護本来のケアを実践することが、看護の受け手への貢献になると考える。

A 病院では、川嶋の推奨する TE-ARTE を導入して 5 年半、熱布バックケアを導入して 1 年半になる。今回私たちは食事摂取量が少なく胃ろうを勧められた患者に熱布バックケアをはじめとする看護介入を行ったところ、短期間で期待以上の効果があったので報告する。

Ⅰ．倫理的配慮

事例報告に当たり、A病院院長の承認を得た上で、ヘルシンキ宣言の趣旨に則って患者・ご家族の同意を得た。

Ⅱ．事例紹介

80代女性、身長150㎝　体重33.2kg

病名：大腸癌術後　入院時TP7.0　ALB2.3

ADL：日常生活自立度B2　移動・移乗：車椅子全介助　寝返り：全介助　排泄：おむつ全介助　食事：一部介助

X月頃より下痢が続き、X月Y日B病院受診。大腸がんの疑いあり精査目的でC病院へ転院。生検の結果盲腸癌と診断され、X＋1月結腸切除術を受けた。経過良好で術後3日目から食事開始となったが、摂取量少なく、経鼻経管栄養、胃瘻、CVポートを提案され、親族の紹介で転院となった。

Ⅲ．介入方法

【「TE-ARTE」】アロマオイルを手で温め、手や足に塗りゆっくり鳥の羽根でなでるように、または患者の好みの圧を掛けてマッサージを15分間実施した。

【熱布バックケア】清拭車で温めたタオルを側臥位で背部に当てた。フェイスタオル3枚を2つ折りにし並べて頭側と腰側に1枚ずつ、残り1枚は縦に重ねて当てポリエチレン袋等で覆い、15～20分間バスタオルや布団で保温した。タオルを取り除いた後、清拭をした。

【リフト】ハンモックのような吊具で身体を支えて廊下を散歩した。またスライディンググローブでの下肢マッサージや足浴をした。

【炭酸浴】炭酸入浴剤を少量入れたお湯で足浴を15分間行った後、下肢をマッサージした。

Ⅳ．介入の経過

まず触れることから始め、熱布バックケア、炭酸浴を毎日実施するよう看護計画を立て、リハビリの合間に実施した。「気持ちいい」と拒否はなく、効果はすぐに表れた。初日、自分の箸を使って食事を数口摂取し、その後トイレで排便が見られた。元々食欲がなく食事介助が必要だったため驚いた。その後も徐々に変化が現れた。表情の変化はもとより活気が出てきた。ADLにも変化が出始め、車椅子へ乗るよう声掛けすると自分で身体を起こし、靴下を渡すと自分で履くことができた。車椅子への移乗もほぼ見守りで可能となった。食事は、椅子に座りセッティングすると自力で８割以上摂取した。苦手だと聞いていた味噌汁もお椀を持ってすすった。また、家族からの差し入れの温かい緑茶も穏やかな表情で飲んだ。排泄の失敗もなくなりオムツから紙パンツへ変更した。

表情の変化が一番見られたのは、風船バレーだった。若い頃、婦人バレーをしていたと情報を得、リハビリ以外でも廊下で風船バレーを楽しんだ。風船が飛んでくるのを、手を叩きリズムをとりながら待ち、飛んできた風船に素早く手を出し力強く打ち返した。また、自ら歩き出す場面もあり、感動だった。入院当初は、看護師の声掛けに頷いたり首を横に振る動作のみで、言葉の表出がなかった患者が、言葉を発するようになり、何とも言えない笑顔や表情を見せるようになった。

Ⅴ．評価・考察

TE-ARTE・熱布バックケアの看護の力には毎回驚かされているが、今回の症例は、短期間で表情の変化、ADLの改善が見られ３週間で自宅へ退院となった。C病院の元主治医から、「大変お元気になられていて驚きました」と便りが届いた。「熱心なリハビリと摂食訓練の賜」とあり、看護には触れられていなかったのが残念ではあったが、身近で見てきた私たちには手に取るように変化がわかり、職種を超えて驚きの声が飛び交っていた。

治療よりケアを求めて転院された患者に短期間で期待通りの結果が得られ、胸をなでおろした。熱布バックケアは明らかに効果が見え、患者に変化があると私たち看護師も嬉しくなり、日々のケアにも自信がもてるようになった。看護とは何か、看護師は何をする人かの答えに少し近づいた気がする。

Ⅵ. おわりに

高齢で、表情も乏しく活気がない患者に食事量が少ない時には点滴をするのが常だった。ナイチンゲールが「薬を与えることは何かをしたことであり、新鮮な空気や温かさや清潔さを与えることは何もしないことである、という確信が何と根強くいきわたっていることか」[3] と述べ、また、中井らは、「医者が治せる患者は少ない。しかし看護できない患者はいない。息を引き取るまで、看護はできるのだ」[4] と述べている。まさしくその通りであると実感した。

転院後の一週間は普通の日常生活の援助のみの関わりで何の変化もなかった。カンファレンスをして、触れるケアや熱布バックケアを実施することでみるみる変化が現れた。熱布バックケアの効果は、先行研究により、交感神経活動の抑制、腸蠕動亢進、リラクゼーションは周知のことだが、今回の症例では食欲のみならず活動性・ADL の向上が示唆された。金子らの研究では、3 分で効果ありとあるが、A 病院では「3 分で外すのはもったいない、もっとやってほしい」との希望が多く、15 分から 20 分間施行している。

川嶋みどり先生との出会いから、人に触れることの大切さを学び 5 年半が経過した。山口の「慈愛の心で相手に触れると、触れる方も触れられる方も、自律神経のバランスが整い、免疫機能が整うなど、心身の健康にも繋がっていく」[5] とあるように、どの症例も確実に効果が出ており、患者の改善が喜びに繋がり、看護師としてのやりがいを感じる日々である。山口は「マッサージをしたセラピストのほうがさらにオキシトシンがでる」[6] と述べている。触れるケアは、相互作用で看護師が癒やされ、やりがいを実感できる瞬間でもある。これからも触れるケアに、自信をもって取り組んでいきたい。

引用文献

1）一般社団法人 日本て・あーて，TE-ARTE 推進協会のホームページ

2）川島みどり：『チーム医療と看護』 P.8, 看護の科学社，2016.

3）フローレンス・ナイチンゲール著，湯槇ます他訳：『看護覚書』P.16, 現代社，2001.

4）中井久夫・山口直彦：『看護のための精神医学』P.2, 医学書院, 1999.

5）6）山口創：『皮膚は「心」を持っていた！』P.187-188. 青春出版社, 2017.

（第 39 回愛媛看護研究学会　発表）

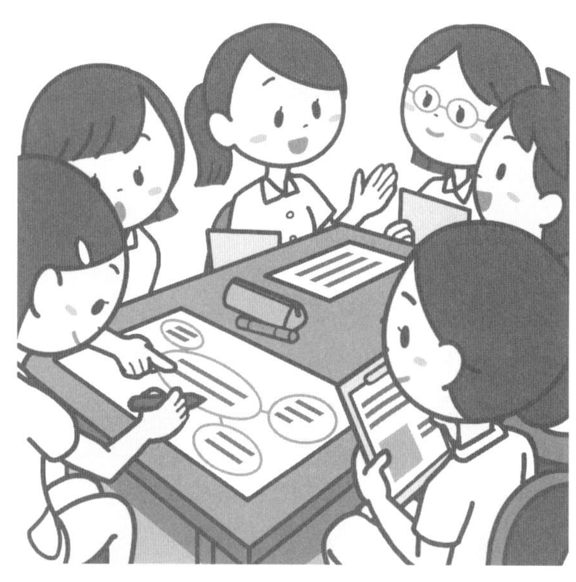

◆ 回復期リハビリ病棟でのチームアプローチ
～ポジショニングの実践～

回復期リハビリテーション病棟
専従理学療法士　岡部 晃弘

症例紹介：A さん 69 歳、男性、○○廃用症候群、右下肢の完全麻痺 (感覚重度鈍麻)、右下肢の疼痛の訴え強く、自力での寝返り不可能、褥瘡治療中であった。

回復期リハビリ病棟入棟時には、右足部に褥瘡 (図 1、図 2) が認められていたために、早急に看護師、看護補助者、リハビリ職員合同で患部の状態を確認した。また、右股関節が常時外旋位（図 3）をとっており、右足部の外側や外果に発赤・褥瘡が認められていた。

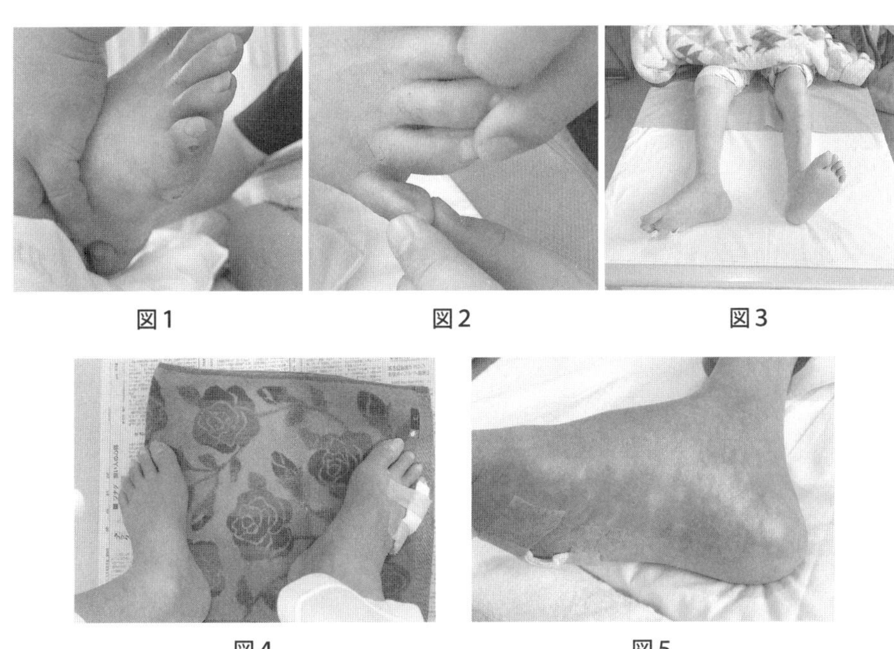

図1　図2　図3

図4　図5

ポジショニングが必要と考えられ、ポジショニング方法①〜③について、注意書きをAさんの床頭台に貼り付け、多職種共通認識のもと、ポジショニングを実施した。また、身体の血行状態も不良（図4、図5）であり、端座位介助2〜5分で起立性低血圧の症状が出現する状態であった。

Aさんからは、『眠りにくいから右脚・布団の位置をずらして欲しい、クッションの位置を変えて欲しい』という要望が多かった（入棟時：夜間のナースコール10回以上）ため、Aさんの安眠・安楽確保と、ナースコール対応職員の負担軽減の両面から様々なポジショニング方法を実施した。下記にそのポジショニング方法①〜③と結果①〜③についてまとめた。

ポジショニング方法①

左半側臥位で右半身下に複数のクッションを敷き込み、各クッションを夜間帯の見回り時に1〜2個ずつ取り外し、随時体圧分散を行うよう計画を立案した。Aさんの安眠を妨げないようにすること。また、夜勤者の体力的な負担面も考慮し、取り外し方法（図6）を採用した。夜間の臥床時には左半側臥位から開始し、朝の起床時には仰臥位をとれるように実施した。ポジショニングクッション（CAPE社のRF1、RF2、RM3、バスタオル）を使用した。

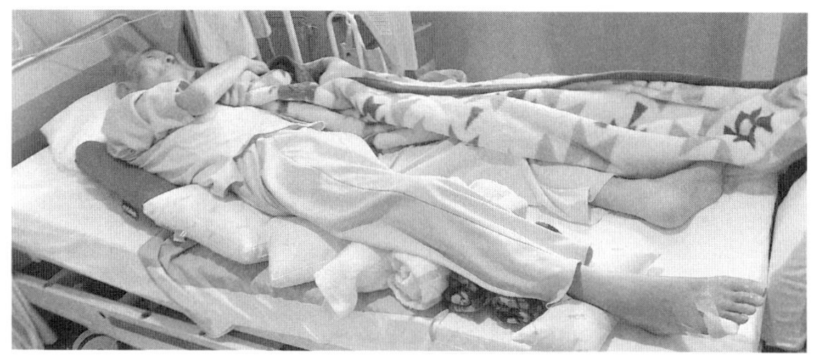

図6

結果①

Aさんからも前よりも寝やすかった、脚の位置があまり気にならなくなった、というコメントをいただいた。夜間ナースコールは2～3回へ減少した。しかし、①の実施から数週間後、Aさんから夜に寝ている間に両脚位置を大きく動かして欲しいという相談があったため、多職種でポジショニング方法を再度検討することとなった。

ポジショニング方法②

仰臥位でスライディングシート、ポジショニングクッション（CAPE社のRM1、バスタオル）を使用した。麻痺の影響から、右股関節が常時外旋位をとってしまうため、右足の外側部や外果に対して除圧が必要であった。右股関節の外旋予防のためにスライディングシートの上にRM1を敷き、バスタオルで下腿部を包み込んで、RM1の溝に右下肢を置くことで対応（図7，図8）した。

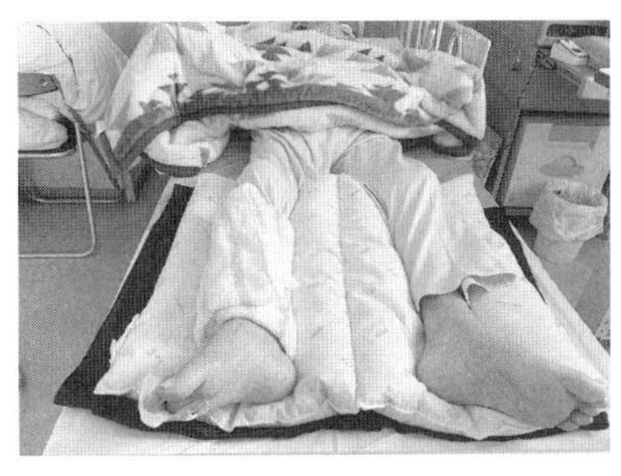

図7

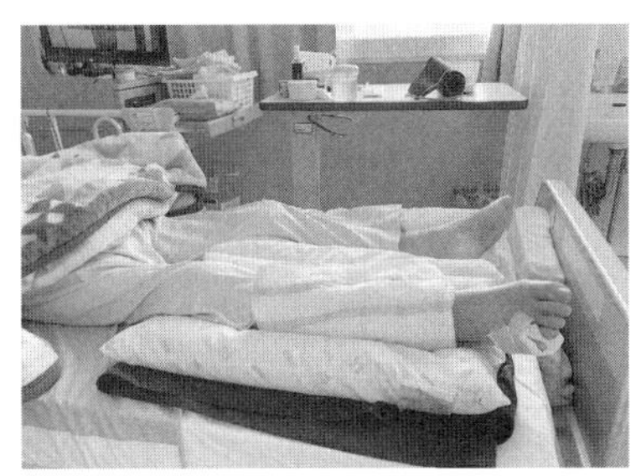

図8

また、同時に右足外側部も除圧した。夜間帯の見回り時に看護師が、下肢とRM1を把持し、左右に動かし両下肢位置を移動（図9）させる。

結果②

Aさんからは、夜に寝やすいと好評を得た。しかし、数日後に右下腿後面に褥瘡が発生（図10）してしまった。原因としては、バスタオル内側で、ズボンがシワになってしまったこと等が考えられた。

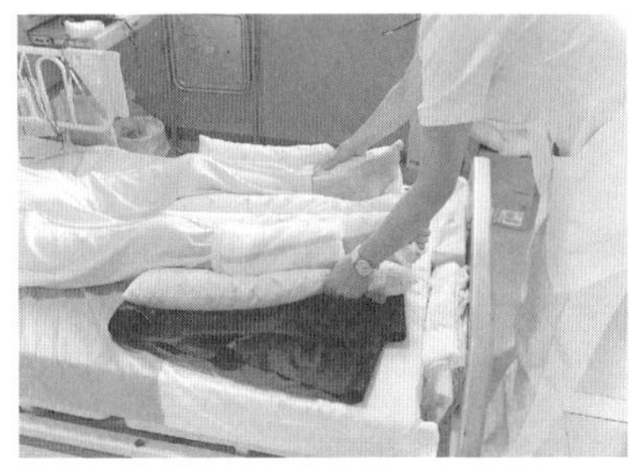

図 9

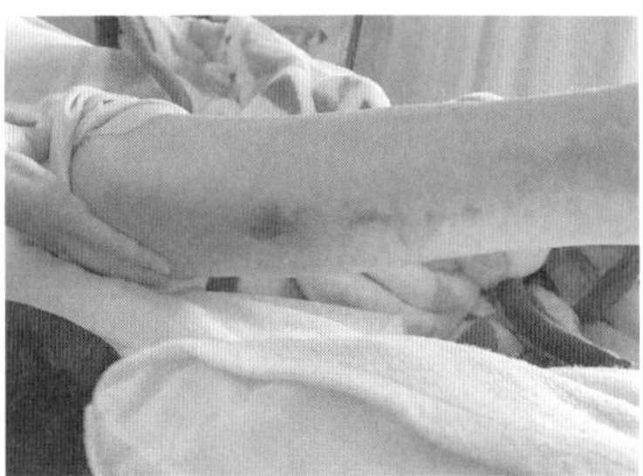

図 10

その後、褥瘡治療と並行し、半側臥位クッションやピロークッション等を用いて、安眠・安楽なポジショニングについて、多職種で試行錯誤（図 11、図 12）を続けた。

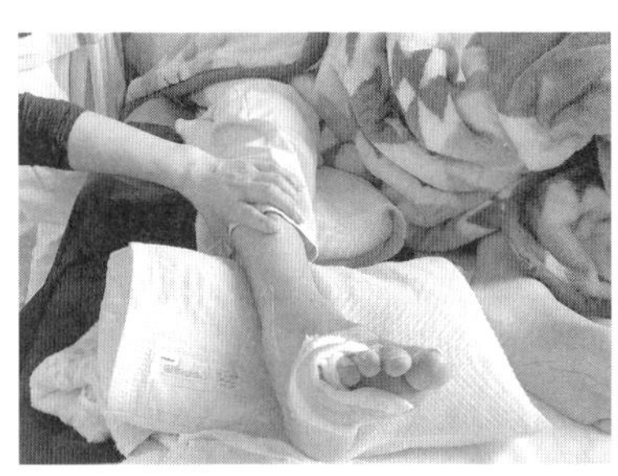

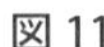

図 11

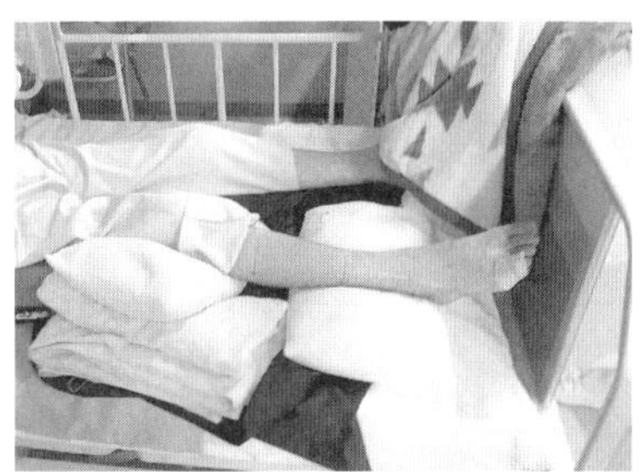

図 12

ポジショニング方法③

左半側臥位で、CAPE 社の RF5、スネーククッション、ピロークッションを利用した。夜間帯に、衣服のシワに注意し、骨盤・下肢の体位変換をクッション上で大きく実施（図 13、図 14）した。

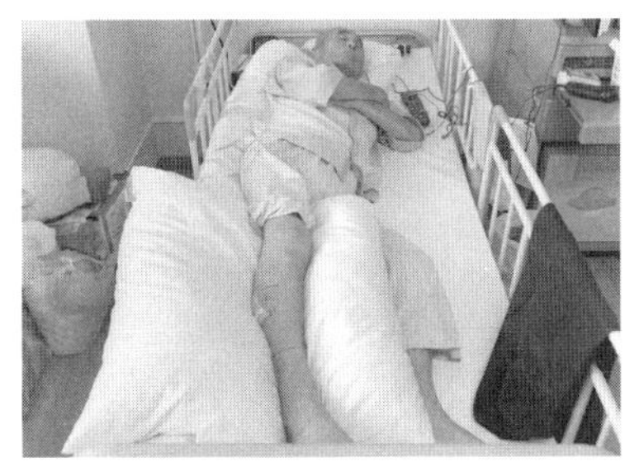

図 13

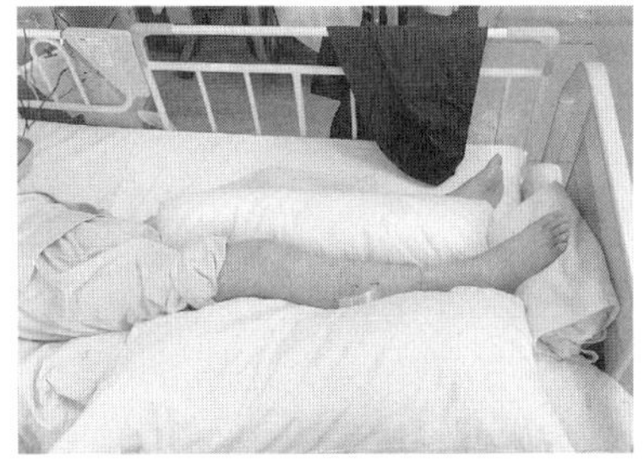

図 14

結果③

Ａさんから、①〜③の中で③が今までで一番寝やすいと好評を得た。夜間のナースコール回数も０〜２回(ほとんど無し)に減少した。また、新たな発赤や褥瘡も認められず、褥瘡治療も円滑に進行した。

考察

Ａさんの安楽・安眠、褥瘡予防や治療に③が最も効果を発揮できた。③が①と②よりも効果が認められた理由としては、身体とクッションの設置面積が一番広く、点よりも面で接することができていたことや、下肢の体位変換もクッション上で大きく行えたことの２点が関係していると考えられた。

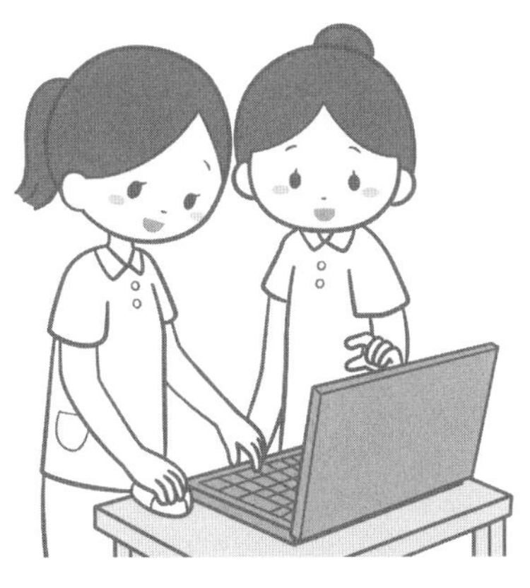

◆ 協働でシーティング

作業療法士　井上　諒

今回車椅子座位改善に向け「ドミノクッション」、「ネッティ」を使用してシーティングを実施した経過を報告する。

患者は、69歳男性、当院療養病棟入院中である。今回、入所していた施設でできた褥瘡部の治療のため当院へ転院。廃用症候群の診断でリハビリ加療を行っていた。既往としては出生時より脳性麻痺、発達障害、知的障害があり、2年前には脳梗塞を発症、左の完全麻痺を呈していた。

入院時の身体機能として、仙骨中央から右寄りにあった褥瘡部の痛みから逃れるために右上下肢で突っ張るような姿勢になっていた影響から、右上下肢の筋緊張亢進を認めていた。ベッド端座位、車椅子座位でも身体を正中位で保つことが難しく、左に崩れてしまう状態であった。ADL（日常生活動作）面で特に支障が出ていた動作が食事動作である。

食事は3食標準型車椅子で食べており、体幹前傾、右側弯、褥瘡部の痛み、右上下肢の筋緊張亢進による右股関節、膝関節屈曲の影響から仙骨坐りで左に大きく傾いた姿勢となっていた。また、上肢の突っ張りが強く、右上肢の自由度が下がっていた為、スプーン操作が難しく、食事動作にも介助が必要な状態であった。坐骨の位置修正、座面後方に臀部を引き、褥瘡部の除圧が出来る姿勢でシーティングすることで、右上肢の筋緊張緩和し、右手での食事動作が可能となった。右下肢の過緊張も軽度改善認めたが、依然筋緊張亢進しており、フットレスト（車椅子の足置き）への接地困難であった。その影響から食事中の時間経過につれて徐々に左前方への身体の崩れを認めていた。

この患者に対するシーティングとして標準型車椅子の座面を当院の車椅子用クッションで調整、フットレストの高さを調整し対応したが改善困難。愛媛県立医療技術大学の窪田先生に助言を頂き、座面の細かい調整が可能な「ドミノクッション」、対象者の身体機能に合わせて調整可能なコンフォート型車椅子「ネッティ」をレンタルしアプローチ行う。

まず「ドミノクッション」だが、図1のように様々な形状のインサートで対象者の骨盤周囲に合わせた座面に調整できる特徴がある。今回の患者は左後側方へ重心が偏移しており、それに合わせて右股関節、膝関節屈曲している状態であったため、右前側方への重心移動を促す必要があると考えた。

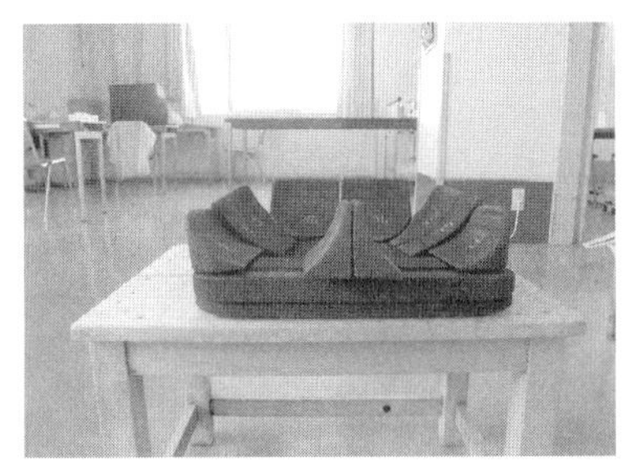

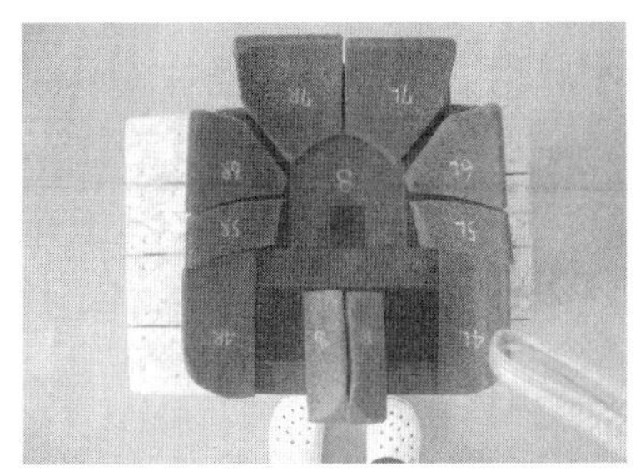

図1

そこで図2のように左坐骨部が高くなるようインサート、タオルで調整し、右前側方、右足底に向けて重心が移るよう促した。重心の前方への偏移に合わせて体幹も前傾してくるため、シッタン[注1]+足台も併せて使用し、図3のように両肘で支持しながら体幹保持するようにセッティングした。初めは右足先のみの接地であったが、時間経過に合わせて右下肢の緊張が徐々に緩み、最終的には足底接地可能となった。

次に「ネッティ」についてだが、「ネッティ」は褥瘡治癒後の生活において安楽な姿勢で座って過ごすための方法として使用を促した。「ネッティ」は頭部側方、体幹側方、胸郭下部のサポートがあり、支持面積が広くなるため安定性が向上し、身体への圧も分散できる。実際に患者本人の身体に合わせて調整した後、車椅子座位をとった姿勢が図4である。両肘を高く調整したアームレスト（車椅子の肘置き）で支持し、やや後方にティルト[注2]した状態に調整すると体幹もほぼ正中位で保つことができ、右下肢の過緊張も緩和した。食事以外の時間も離床を促す目的で病棟訓練として「ネッティ」での座位時間を1日1時間程作ってもらった。

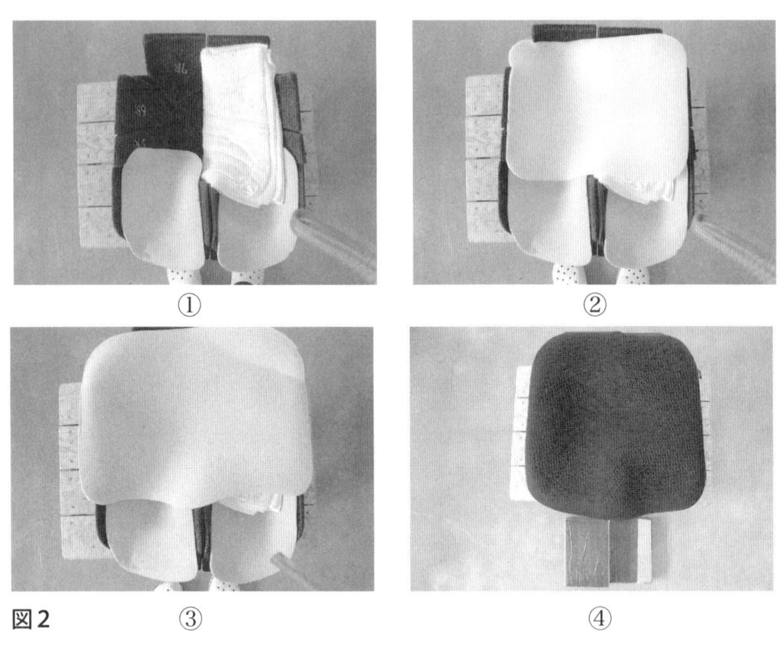

①　②　③　④

図2

まとめとして、食事時の姿勢の改善、病棟訓練として安楽な姿勢での座位の促しを継続した結果、右上下肢の過緊張の改善を認めた。

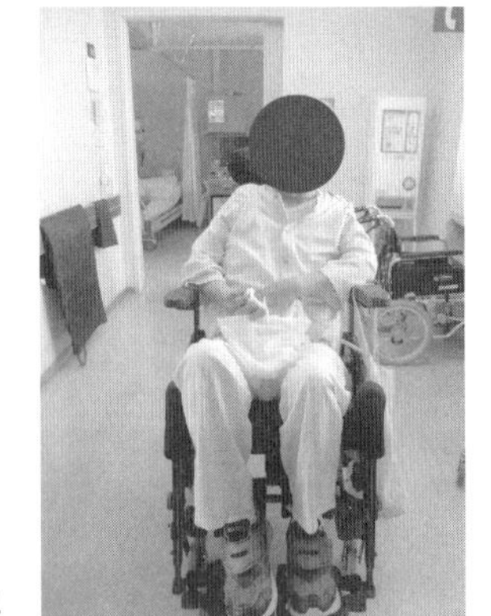

図4

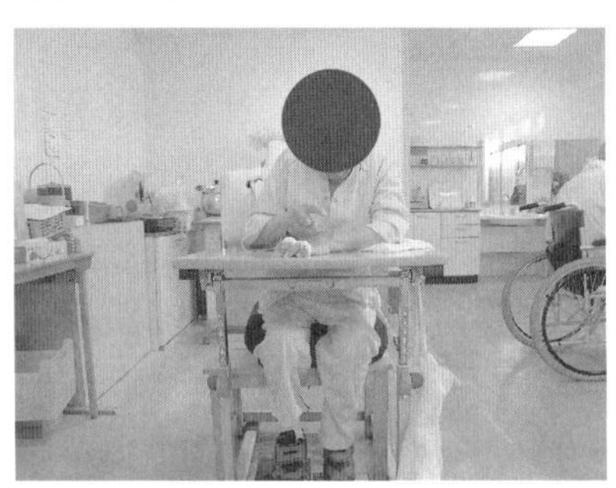

図3

図５のように標準型車椅子座位でも両足とも同じ高さのフットレストに足底接地可能となり、昇降式テーブルでの食事も可能となった。座位姿勢が改善したことで褥瘡部への圧も軽減し、褥瘡の状態も良くなってきている。今後も患者の状態に合わせて随時、環境調整等行い、褥瘡部の治癒、ADL 能力の維持・向上に努めていく。

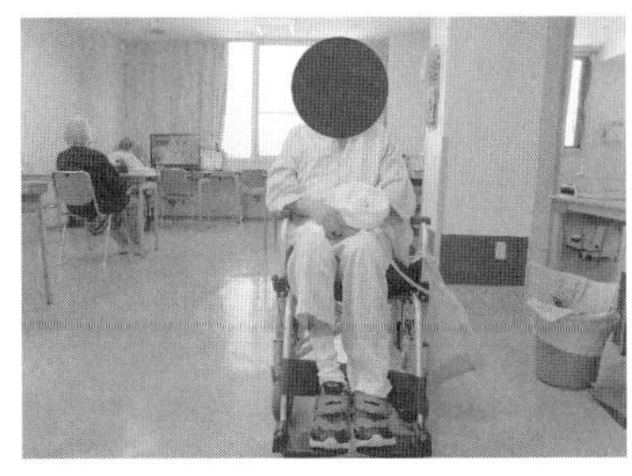
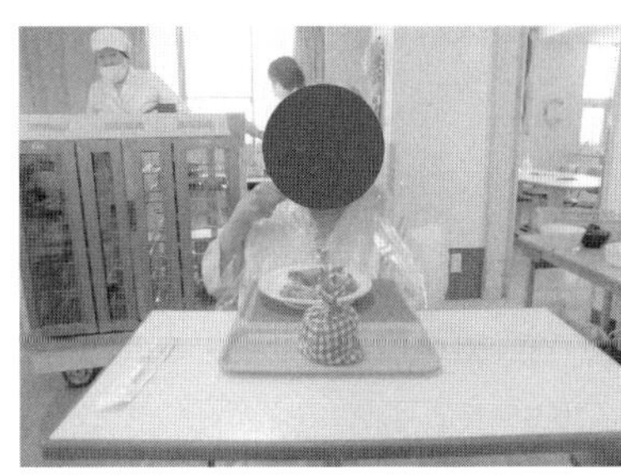

図5

注１　シッタン
端座位保持テーブル、自分の力では座位保持が不安定な方の「座る」リハビリテーションをサポートしてくれる。図３のテーブル。上体を支持する背もたれがある。
注２　ティルト
傾ける。ティルト車椅子は背もたれと座面が傾いて、楽に座り続けることができるように、太ももにかかる体重を背中や腰へ分散させることができる。

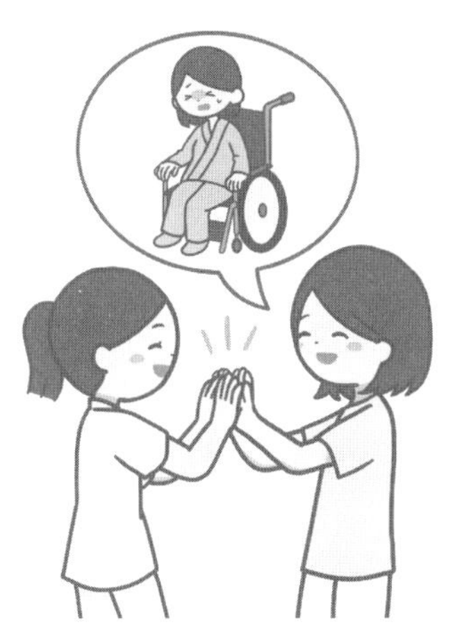

◆ VF（ビデオ嚥下造影検査）から考える、摂食嚥下障害に対する多職種連携

リハビリテーション科　言語聴覚士
大澤　聡　森岡新之助　篠塚　剛

はじめに

当院では、質の高い摂食嚥下障害[注1]のリハビリテーション (以下嚥下リハビリ) を提供することを目指し、平成 26 年からビデオ嚥下造影検査 (以下 VF) を導入した。そして、令和 2 年 5 月時点における実施件数は、延べ 142 人となっている。今回、症例を通して、VF 活用と多職種連携による嚥下リハビリについて当院の取り組みを報告する。

VF とは

VF とは摂食嚥下障害を評価する信頼性の高い検査法のひとつであり、造影剤の含まれた食品を食べたり飲んだりしている様子を、X 線で透視するものである。摂食嚥下の状態を肉眼で評価できることから、より臨床場面に即した検査法と言われている。

VF の手順は、まず、VF チェアに患者を座らせて、次に評価したい姿勢になるように角度を調整しながら位置を整える。そして、安全に検査を進めていくために、医師の指示の下、言語聴覚士 (以下 ST) と看護師が協働してリスク管理を行いながら患者をモニタリングしていく。

当院では、ST が介入している患者の中でも嚥下リハを必要とする患者数は多く、また、スクリーニング検査[注2]だけでは訓練につながる詳細な評価は得られにくいことから VF の導入に至った。

症例

患者：80 歳代、男性

主訴：口からご飯が食べたい

主病名：脳幹梗塞

現症：入院時より意識状態、嚥下状態ともに不良であり、経鼻経管栄養[注3]を実施していた。胃瘻[注4]造設前に嚥下評価の依頼があり、VF実施となった。

初回VF：

ギャッチアップ30度で、とろみ茶(中間)[注5]を小スプーン1杯の嚥下状態をモニタリングした。嚥下反射そのものが弱く、不顕性誤嚥[注6]を認めた。以上の結果から胃瘻造設が決定した。

初回VF後の経過：

STによる間接・直接嚥下訓練を42日間実施した結果、ゼリーを比較的短時間でスムースに嚥下でき、咳反射を認めるまでに改善した。

2回目VF：

初回VFから67日後に実施した。2回目VFは、嚥下リハビリの効果判定、および今後の経口摂取の可否を判断することを目的とした。検査は、ギャッチアップ45度でとろみ茶(中間)小スプーン1杯の嚥下をモニタリングした。

1試行目は誤嚥なく良好であったが、2試行目に誤嚥した。とろみ茶で誤嚥を認めたが、プリン状粥、ソフト食については咽頭残留[注7]を認めるものの嚥下反射はスムースであった。以上の結果から、昼のみ1/2量での経口摂取を開始、誤嚥[注8]を認めたとろみ茶については、お茶ゼリーにて対応することになった。

2回目VF後の取り組み：

見直された計画を実施するにあたり、食事介助のための共有シートを作成した。作成理由は、介助者によって介助の方法が異なり、決して安全な食事介助が提供できているとは言えなかったからである。共有シートは、当院独自のもので、介助の方法を中心に、姿勢、食事形態、一口量や内服方法を写真と他職種にも伝わりすい文章でA4一枚にまとめたものである。そして、患者や介助者の見える所に設置し、食事介助に関わる全ての職種がいつでも確認できるようにした。この共有シートを使用することで、誰が食事介助を行っても安全に食べられることを目指した。

共有シートのポイントは、現在の嚥下状態の把握と安全な介助方法を簡潔に伝達することと考えた。この症例の場合は、30度の食事姿勢で一口量を小スプーン1杯とすることと、内服の方法がポイントであった。よって、そこに重点をおいて介助の統一を目指した。

3回目 VF：

2回目VFから33日後に実施した。3回目VFは、食事形態の変更と車椅子座位での食事摂取の可否を判断することを目的とした。検査は、ギャッチアップ60度でとろみ茶(中間)で小スプーン1杯の嚥下をモニタリングした。

結果は、弱い喉頭挙上[注9]がくり返しみられ咽頭残留を認めた。したがって、食事形態の変更には至らなかった。

3回目 VF後の取り組み：

3回目のVF後に再び共有シートを作成した。訓練時に食事姿勢角度を45度にしても問題は認められなかったため、リクライニング車椅子での食事が可能となった。よって、リクライニング車椅子の角度の合わせ方に重点をおいた。また、口腔内に痰の付着をみとめるため、食前の口腔ケアを実施することを統一した。ゼリーには、喉にたまった食物をきれいにする効果があるため、ゼリーもご飯やおかずの間で交互に食べてもらうように促した。

おわりに

VFの実施により、スクリーニング検査では評価できなかった誤嚥の有無や、食物が通過する様子を観察できるようになった。それにより、根拠に基づいた訓練を進めることが可能になるとともに、多職種で統一した食事介助も提供できるようになった。

今後、当院での嚥下リハビリの質向上をさらに進めるためには、多職種間での統一した支援と、継続的なアプローチが必要であり、その具体策を２点挙げる。一点目は、院内での統一した食事介助の徹底強化。二点目は、情報提供書を活用した院外への申し送り方法の見直しである。患者本人や家族に対して、嚥下調整食[注10]や摂食嚥下障害そのものの理解を図ることが大切であり、そのためには、退院前カンファレンスの場で、摂食嚥下に関する情報提供を積極的に行っていく必要があると考える。当院でのVFの立ち上げは、院内で多職種による「チーム嚥下」を結成し、定期的に多職種で摂食嚥下に関する話し合いの場を設けたことに始まる。今後も、職種間の垣根を越えて話し合いを重ねながら、患者・家族にとって一番良い方向性は何かを考えていきたい。

注１　摂食嚥下障害
食べ物や飲み物を口に入れ、胃まで送り込む一連の動作がうまく機能しない状態。
注２　スクリーニング検査
正常か異常かをふるい分ける簡易な検査。
注３　経鼻経管栄養
鼻の穴から胃まで管を入れ、栄養をとる方法。
注４　胃瘻
腹部から胃につながる小さい穴を開け、管を通して栄養をとる方法。経鼻経管栄養に比べて逆流や誤嚥のリスクが低いため長期管理が可能。
注５　とろみ茶(中間)
日本摂食嚥下リハビリテーション学会による、とろみの濃度(薄い・中間・濃い)に準ずる。
注６　不顕性誤嚥
むせのない誤嚥のこと。通常の誤嚥はむせたり呼吸苦が起こる。
注７　咽頭残留
嚥下したものが飲み込めずにのどに残ってしまう状態。
注８　誤嚥
食べ物を飲み込んだときに気管に入ってしまうこと。
注９　喉頭挙上
正常な飲み込みでは、上前方にのどが引きあがる。
注10　嚥下調整食
嚥下機能のレベルに合わせて、飲み込みやすいように形態やとろみ、まとまりやすさを調整した食事のこと。

第２部

患者さん・ご家族の声

患者さんやご家族から原稿を寄せていただきました。好意的な意見ばかりで恐縮ですが、元気をいただきます。スタッフたちは、生の声をエネルギーに変え、さらに日々精進することと思います。重い患者体験を書いてくれた方もいます。私たち医療従事者へのメッセージと深く心に留めたいと思います。

「て・あーて」に出合って
── 心のマッサージも

外来患者　横田サト子

「て・あーて」って何？病院の待合室に貼ってあったプリントを目にしたのが最初の出合いでした。診察を待つ間いつも読んでいました。どのようなことをするのかはよく理解できていなかったのですが、「気持ちが良いのだろうなあ」くらいに思っていました。

その私が「て・あーて」の恩恵にあずかることとなり、気持ちよく、幸せを感じられる時を過ごすようになるとは想像もしていませんでした。

３年前のこと、足の甲がお餅をのせたみたいに腫れたのです。私の足の指ってこんなに短かったのかと思うくらいでした。抗がん剤の副作用によるリンパ浮腫でした。足が重く感じられ歩きにくくなりました。ちょうどその頃、膝にも痛みが出て歩行困難になってしまいました。車いすのお世話にもなり、松葉杖なしでは生活ができませんでした。

そんな折に小松先生から「看護師さんが「て・あーて」をしているけど、してもらってみてはどうですか、良いと思いますよ」とのお話をいただいたのです。いつも掲示板で私が見ていたあのプリントのことだと判りました。

週１回、水曜日にしていただくことになりました。施術中はとにかく気持ちが良いのです。足の表面はもちろんのこと体の中までホカホカと温かくなり、帰る頃には、なんだか足が軽くかんじられるのです。

マッサージをしてくださる看護師さんの手から、やさしさとぬくもりが伝わってくるのです。また、不安な気持ちになっている私に明るく励ましの言葉をたくさん掛けてくださいました。生活上で気をつけることも教えていただきました。技術はもとより、如何に心がこもっていたのかと改めて感謝の気持ちが大きくなりました。素晴らしい人間性をも感じられて、とても幸せな時間でした。足のマッサージだけでなく、心のマッサージもしていただいたのだと思います。おかげさまで、松葉杖は２ヶ月ほどでお返しすることができました。

その後も毎週「て・あーて」をしてもらっています。まだ時々、腫れたりもしますが、以前と比べるとずいぶん楽になり、旅行もできるようになりました。２年前のことは考えられません。継続は力なりの言葉の通り、これからも続けて「て・あーて」をしていただこうと思っています。今後ともよろしくお願いいたします。

義父の転院

患者家族

圧迫骨折で入院中、大動脈瘤が見つかりました。8月16日、専門病院で大動脈瘤の検査をした義父は、今すぐ治療をするほどでもなく、このまま様子をみることになりました。昼前に病室に帰り、食事を摂った午後、違う病室に入ったりして少しぼけたような症状がみられたということで、「安定する薬を飲ませていいですか」と言われました。前回の入院でも夢なのかどうなのか分からないことを言ったりしたりしていたので、夫も了解しました。

今回の入院で、あれよあれよという間に義父は弱っていきました。何がどうなっているのかわからないまま、日に日にうつろうつろと眠っている状態が続き、8月の最終週には、ずっと眠っていて反応もほとんどない状態になっていました。

9月に入り腎機能の数値が悪いのでということで「整形外科から内科に転科します」と言われ、病室を変わりました。食べないのでと鼻からチューブを入れられ、熱が出たので酸素マスクをし…。義父の体に何が起こっているのか全然わからないことが怖くなりました。

担当医との面談を希望すると、「明日の回診で会うことができます」という看護師さんの言葉を頼りに、9月7日の朝、病室へ行くと、先生は家族がいることに驚いていましたが、「今の状態は…」と早口で説明を始められました。

義父は、患者の一人にすぎないのか……。説明は、私たち家族にとって“諦めなさい”というようなものでした。老衰が短期間で急速に進んだ。生きるためのホルモンが急速に止まってしまった。眠っている状態から覚ますことは本人にとってとても苦痛なこと。…ようするに、もうよくなることはない。どの程度のバランスで生かしていくか。というようなことを言われました。

毎日通っていた夫は、その日から、時間があれば数回病室に通い、義父の状態を確認するようになりました。長期休暇をとって帰ってきた娘も、毎日義父の病室に通いました。家の者がいる時は、ベッドにつながれていたベルトを外してくれるということで、娘は長時間付き添うこともありました。そのうち、義父の熱も下がり意識もはっきりとし、意思疎通ができるようになってきました。それと同時に看護への不安感もつのっていきました。

家族の誰もが転院の必要性を感じていました。そのためにどうしたらいいのか。私たちは全くの無知で、夫婦で話し合うものの結果は出ず…という状態でした。迷っているうちに、とりかえしのつかないことになったらどうしよう、とにかく誰かに教えてもらいたい。

客観的な知識からきちんと判断しようということで、“どこへ転院するかは別として、今どういう状態なのか、これからどうすればいいのか、わからないことばかりなので、教えてくれますか？”と重見さんに相談することにしました。連絡をとると忙しい時間を割いて会ってくれたのが9月16日。入院から1ヶ月たっていました。

夫は重見さんの説明に納得し、心が晴れたように息子として気持ちが固まったように見えました。それから転院の手続きと義父への説得を始めました。脱水状態で腎臓を悪くしていた義父は、転院まで何も食べられず、点滴だけで過ごしていました。伝えたいことがうまく伝えられない、声を発する力もなく、日に日に腕は細くなっていきました。

9月26日、義父は美須賀病院に転院することができました。私たちはやっと安心できましたが、「どんなことされるんだろう。どんな病院なんだろう……」と、本人はとても不安だったようです。

転院当日、入院のための診察をしてもらった後、病室に入り、管を外し、昼食を食べることになり…。食べたくても食べられなかった毎日が、転院した即日に実現できるなんて。あれよあれよといろんなことが好転していくことに驚きました。

口に物を入れ食べるという作業を、先生はじめ看護師さんたちがプロの目で観察している姿に、“やっぱりこれ！ これ！！”“複数で状態を観察し方針を決めること”に納得し、感動しました。夫の目には、一生懸命食べる義父を見ながら涙が光っていました。

“やっぱりこの病院でよかった。”

それから毎日、少しずつ元気になっていきました。座れるようになり、自分でスプーンを持って一人で食べられるようになりました。介助でトイレに行くようになり、歩く練習も始まりました。言いたいことが伝わるようになり、義父は会いに行くたびに転院してよかったと口にするようになりました。「あのままだったらあっちへ逝っとった」義父の不安は安心へと変わり、生きる力となってきたのです。

骨折してからずっと寝たきり状態であった義父は、よりよく生きるための条件としては最悪状態でした。そんな義父に、看護師さんたちは、入院直後から熱布バックケアによる温熱刺激をしてくれるようになりました。心地よいタオルでのマッサージは、義父に“生きた心地”を蘇らせてくれました。「これは気持ちいい。温かい。」

同時に足湯の炭酸浴も始まりました。元気だった頃の優しい笑顔が戻ってきました。体が温もり、動きにくい体の細かいところまで血流がよくなっていくことが黙視できました。かさかさだった肌がつるつるになり、聞こえにくかった声が聞き取れるようになり、日に日に元気になる義父の姿は家族を安心させてくれました。

戻ってきた命。病院の職員さんに大事にされ、明るく声をかけられ、リハビリに励まされ、元気を取り戻していきました。重見さんはじめ義父や夫の知り合いの職員さんも多く、みんなによくしてもらっています。私は、優しいと思っていた義父が、痛がりで少し頑固なことも知りました。

10月15日には回復期リハビリ病棟に移りました。義父は、どんなリハビリが待っているのか少し心配していたようですが、生活できるための専門的なリハビリになるのかなと話すと安心していました。

リハビリスタッフの優しい声かけと丁寧な施術で、義父は着実に歩けるようになっていきました。歩行補助具を使って歩く練習が始まると、大好きなFC今治のサッカーの試合を観戦することを目標にし、練習に励んでいました。

独歩の練習が始まった頃、義父から熱布バックケアを断ったと聞きました。「えっ！！」とびっくりして理由を聞くと、“もう随分よくなったので、毎日忙しいのにやってもらうのは申し訳ないけん“と言います。「美須賀病院のケアの一つだから、やってほしかったらやってもらったらいいんよ。やってもらってもやってもらわなくっても、あんまり変わらんと言うのなら断ってもいいかもしれんけど…」と言うと、「そりゃあやってもらった方がいい。でも悪いのうと思って…。じゃあ、またやってもらえるように頼んでみようわい。」と言い、すぐに再度ケアが始まりました。

患者さんの希望最優先。相談することで話し合ってもらえ、希望が叶う。その繰り返しの入院生活は、義父に生きる力を与えてくれました。家族としては、次のステージとして、今後はどうなるのか、どんなことを準備していく必要があるのか、考えていかなくちゃいけない時期がくるのかなあと思っています。

とにもかくにも、今回の義父の転院で大きく学んだことは、相手に寄り添うためのハード面とソフト面。知らないことの怖さ。などなど…。転院できたこと、義父が元気になったことに感謝しています。

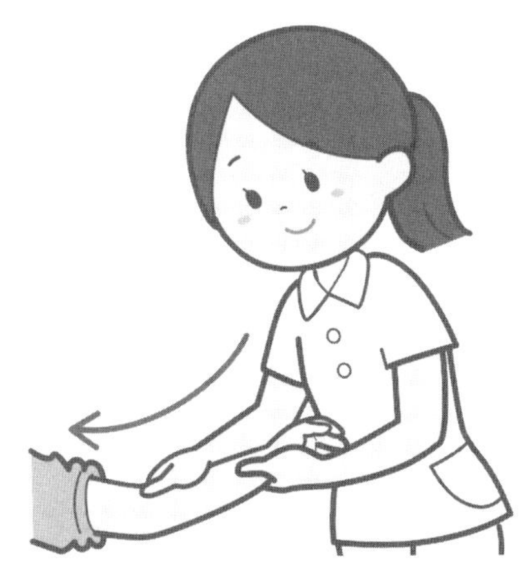

美須賀病院にエール！

接遇講師　岡　眞子

愛媛県今治市黄金町に「医療法人朝陽会　美須賀病院」はあります。思わず、あら、黄金！マルコポーロの東方見聞録の「黄金の国ジパング」を想像しました。それに…うふふ、黄金、大好きです。美須賀病院の総師長の重見さんから初めてご連絡をいただいた時に感じた直感です。あれから十数年。

当時私は、医療・介護関係者の皆さんを対象に全国の県庁所在地を中心に接遇講座を開催しておりました。松山での公開講座のご案内ダイレクトメールが重見総師長の目に留まり、早速ホームページを見て美須賀病院での接遇講師にお招きいただきました。そうです、わたくし、「元CAの接遇講師」です。経歴は、元JALで国際線乗務→結婚退職→子ども3人に恵まれる。

3人目が生まれた後、関東より地元関西に戻りJAL接遇講座講師としてJALの関連会社に4年間所属しました。世界最高の航空会社の「お、も、て、な、し」を皆様にお伝えする講師です。当時、企業からのご依頼がほとんどだったのですが1990年代半ば頃からポツポツと医療からも依頼が来るようになりました。先輩講師と病院に接遇研修に伺い「私どもが飛行機の中でお客様に…」、「お辞儀の角度は…」な〜んてことを現場の看護部の皆さんの前でやっていたわけです。いくら何でもコレはちょっと違うんでないかい？と感じる講師の私でしたが、会社から派遣された病院での院内研修では、受講生の看護師の皆さん方はマニュアルの中身でしか話さない内容を熱心に頷きながら聴いてくださる。

いま思えば、講和の内容にアグリー、同意して頷いて下さるわけではなかったのですね。「マナー」や「敬語」など今までの学校教育の中で英語や数学のようにはっきりキッチリ習った覚えがなく、何となく身についていてそういえばちょっと自信のない分野にサービスのプロらしき講師がやってきて講義をする。だから頷いて聴いて下さったのではないかしら。確かに、手渡しする時は両手で、立ち姿は姿勢を正して踵をつけるとキッチリとした印象になります。など相手に好印象を与える形の部分は気づいて整えることができます。が、私には「仏を作って魂入れず」のような気がしていました。

誰か言うてよ〜、それちゃうやん！と。

言われる前に私が動いてしまいましたけどね。本当は、待っていましたこの時が訪れるのを。そう、いつか医療に携わる側が患者の方を向いてくださる日が来ることを。

わたくし、子どもが３人おります。長男は出産時に正常分娩でしたが骨盤位で低体重児でした。生後２分間仮死状態。新生児の頃は目立った障害はありませんでしたが、後に哺乳力が弱く何かと大変。成長と共に「育児ってこんなに大変〜？」と思うくらいの大変さ。何が大変だった？ん〜、今から思えば、いわゆる育児書に書いてある育児の困り事やお母さん達が陥る心配事の範囲を軽く超えていたと思います。ご近所の先輩ママに聞いてみると、「子育てって、そういうものなのよ。みんなそうやって大変な子育てをしているのよ！」と返事が返ってくる。

そうか、こんなもんなのだ、と未熟な新米ママは育児に奮闘する日が続きました。そうこうしている内に年齢と共に発達の遅れが顕著になり知的障がいを伴う自閉症と診断がつく日がやって来ました。ほらね…、やっぱりね…、何だか胸のつかえが下りた気がしました。

今までは、何かがおかしい、と思いながら見えない敵に立ち向かって行っていた気がしていました。それが、彼の成長を阻む敵の姿が見えたのですから。ところがコレがなかなか未だに手強い敵ですがね。

自閉症で多動のピークであった長男を追いかけ回しながらの日々、生後10ヶ月になる長女が川崎氏病で入院。東京近郊都市の病床500床ほどの完全看護の病院でした。小児科が川崎氏病で満床のため看護の手が足りず、重症児は血栓ができると万が一のことがあるので家族が付き添って欲しいとのこと。クリスマスとお正月を挟んだ年末年始の一ヶ月以上を娘と病棟で過ごすことになりました。お産以外での初めての病棟体験！退院後に帰宅してからの感想は…ハッキリ言って、とてもがっかりしました。先進国の中でも世界トップクラスだと思っていた日本の医療。ところが、いざ病気になって入院してみるととてもおりにくい。労ってもらわなければいけない筈の患者や患者家族が、業務で忙しく動き回り患者に目も合わさずに仕事をする看護師さんに、心配なこと、気になることなど聞きたいことを聞けず看護師さんに気を遣いながらの入院生活。とても気詰まりでした。

それから４年後、３人目の次男が生まれました。外見は私に似て、男前なんですけれども…先天性の心臓病で生まれて来ました。出産翌日、クリニック院長のドクターが「ご主人を呼んでください。坊ちゃんの心臓に障害があるようなので、お父さんが到着次第大学病院に運びます。」と言いに来られました。そして大学病院に運ばれ生後３日目に詰まっていた肺動脈を通すための開胸手術をしました。「助かる確率は２割です」と言われながらも何とかその場は助かりましたが、肺動脈が詰まっているだけの病気ではないためその後またすぐに心不全が強くなり心臓カテーテル検査のため再入院。回診に来た外科のドクター（大学病では偉そうな先生でした）に結果を聞いてみました。

私：「先生、この子のこれからはどうすれば良いのでしょうか。検査の結果はどうだったのでしょうか？」

ドクター:「お母さん、そんなことを説明してもわからないでしょう？だいたい心臓のことなんてこちらが一生懸命に説明してもほとんど分かる親はいないんだから」

私：(心の中の声)「は？ このオッさん、いま何言うた？ インフォームドコンセントって言葉があるやろ？ 新聞にも出ていて私でも知ってるで。患者に対してこの言動。エエ歳して、ほんま、ア、ホ！」

私：(表の声)「先生、これから勉強しますのでお願いですから教えてください（涙目)」

ドクター：「ま、なら言うけれど、この子は助からないよ。今回のオぺで肺動脈を通したけれど直ぐに詰まるから。もう一度手術をしても同じことになりこれ以上打つ手はないからね。助からないよ。」

というこことでした。

流石にこの内容には参りました。自分ではどうにもできないのですから。私の人生最大のピンチです。今のようにインターネットの無い頃ですから、病気については医師からいただく情報と本屋さんに行き専門書を探すくらいしか情報を得る手立てはありません。母親の私が子どもの病気に関してできることはそのくらい。子どもを助ける手立てはなく、八方塞がりの失意の中、ふと私の中に湧き出てきた思いがありました。それは、このまま打つ手がなく亡くなってしまう子ならば、せめて優しい温かい人たちに囲まれて短い人生を終わらせてやりたいという思いでした。

どこかにそういう人達はいないのか？

そんなことを考えている時、一冊の本に出合いました。著者は、職業がジャーナリストの男性で、手術が必要な成人の循環器病患者でした。本には、彼が体験した自分が心臓手術を受けるまでの病院選びやその際に感じた医療側と患者側のすれ違い。かかりつけの病院で診断されてからS病院で手術を受けると決めるまでの患者の葛藤。S病院に受診時から術後ICUで目が覚めた時に思ったこと。そこにはいつも自分と一緒にいてくれる医療者が自分と一緒に病と立ち向かい、戦ってくれたことなどがどれだけ心強かったことかが書かれていました。

これだ！ここしかない！　そこに書かれていた病院こそが今私が探している温かい人たちがいる所だったのです。まずここに行ってみよう。

その時は命まで助けて欲しいと思う余裕はありませんでした。今の主治医には相談せずにとにかく当時新宿にある循環器専門のその病院に次男を連れて駆け込みました。

そこでの初めての診察を終えた後、

ドクターT：「お母さん、助けましょう。」

私：「え！　助かるんですか？　大学病院ではこの子は助からないと

言われたのに、何故ここでは助かるのですか？」

など、予想していなかったドクターの言葉に嬉しいやらびっくりするやら。

「お母さん、助けましょう」、後に仕事で知り合った多くのドクターから「その一言がなかなか言えないんだよね…」と伺いました。

そうです。どんな病気でも100％助けるなんて約束はできないですね。ただその時にドクターTが仰ったのは100％の保証ではなく「お母さん、助ける努力を私達と一緒にしましょうよ！」と、私を力付け寄り添ってくださる医療者の皆さんの励ましの言葉だったのですね。そしてこうも仰いました。

「私たちには経験があります。どうぞ任せて下さい。」と。力強い言葉です。私にはその一言でその場にいた医療スタッフ全員が、今まで目の前の患者を諦めず助けようと最善を尽くしてきたプロフェッショナルの集団だと信じることができました。

そして、S病院から与えられた私への使命は大学病院から資料を貸し出してもらうこと。手術とカテーテルで弱ったこの心臓にもう一度検査をすることはリスクが高過ぎる。とにかく大学病院に行き検査資料をもらってきて下さい。ここは病院間の気遣いがあるようでした。が、私「ケンカしてでも貰ってきます！」と目の前にいるドクターと前の病院のドクターのあまりの言動の違いにもう喧嘩腰！そして大学病院から持ち出した（内科のドクターが、反対する外科に掛け合い出して下さいました）カテーテルの検査結果を確認したけど、ほとんど何も映っていなかったそうです。心不全で弱った新生児の心臓に一体、誰が触った？誰が検査した？

ドクターT：「お母さん、5kgになれば次の手術（今を生きられる）ができます。どうぞ大切に育ててあげて下さいね。」

ドクターTからのこんなに温かい言葉を胸に生後半年になる8月の暑い日、心不全も強まる中でやっと5kgになり2度目の手術に臨むことができました。開胸して判ったことは、前回、次回手術の想定なしに閉じられた胸は心膜と心臓の癒着が激しくその処理に労力と時間を費やし、おまけに前回の手術もこちらの病院だと開胸せずに脇からできる手術だったそうです。

一体、誰のため？何のため？の手術だったのでしょう。はい、大学病院の偉い外科の先生（ごめんなさい、皆さんという意味ではありません)、仰いましたよね、「いくら説明しても親は理解できない。だから説明しない。」と。親も勉強してみました。病院を転院し温かい医療スタッフに巡り合うことができました。手術の説明の時ドクターTは「お母さん、説明が分からなければ分かるまで説明しますので、何度でも質問して下さいね。」と仰ってくださり、携わるスタッフも含めて皆さんに全幅の信頼を寄せて息子を預けることができました。患者にとり、本当に幸せなことだったと感謝しています。

さて、ここまで書きましたが、「うちの子大学病院に居てあのままだったら、次男は今ごろいなかってん…」とか医療に対する不平不満を言いたかったのではありません。患者の気持ちに寄り添い、患者目線でQOLを考えながら患者と関わり医療や介護の仕事ができる人。その人達が病の患者を元気にしてくれることをご存知ですか？ 患者の私ですら、数値だけが重要視されていると感じる現場で人と人との触れ合い、命の大切さを我がものとして捉え支える力。そのエネルギーが助からないと言われた命を救ってくださったのだと感じます。そして医療で仕事をするあなたへ… 一年365日、一日24時間、一人ひとりが人生の中で持つ時間は同じでも、一つひとつのその人生の中での主役は貴方一人です。貴方の人生をより良いものにし納得のいく人生にしたいですね。

＊私は人の役に立ちたいから看護の仕事を選びました。

＊母も看護師で安定しているからこの職業を選びました。（看護専門学校で新入生に毎年聞いていますが、最近の看護学生さんの志望動機でダントツに多いです）など志望動機は様々です。私もそうでしたが職業選択の時の動機は何であっても、要は仕事をすることにより彩られる自分の人生の中でその自分の時間を豊かにするには、いつも工夫をし、どのようにすれば自分の喜びとなる良い仕事ができるかを考え仕事に取り組むことが大切ではないでしょうか。誰かのためになる仕事に就き

たい。人のために何かがしたい。誰かのために、人のために、ではなく「自分のために」です。

職場で患者さんに

＊「あなたにさすってもらったお陰でずいぶん楽になったのよ。ありがとう。」

＊「今夜の夜勤、あなたが担当なら安心していられるわ。」

＊「あなたがいるからここの病院に来るのが楽しみなの！」などなど…

へへへ、私、人気者じゃない？　喜ばれるともっと相手を喜ばせたくなる。そうですよね。たくさんのプラスのストロークを送ることにより自分にも返される笑顔や感謝のプラスのストローク。少しの気づきで周囲も自分も豊かになるために工夫し行動をすることです。あなたの周りに人が集まるマグネットホスピタル。病院での実践とともに美須賀病院はこれからもこうであって欲しいと願っています。

長くなりましたが最後に、数年前私自身が大腸癌でＳ状結腸切除のため大阪の大学病院に入院しました。久々の病棟体験でしたが医療の前線の現場では患者とのコミュニケーションの取り方もずいぶん進んだように感じられました。看護師さんはじめスタッフの方々に大変お世話になりました。今回一番助かったのは、入院してすぐ４人部屋に入りました。大学病院の消化器内科の病棟では癌の再発や末期癌のための抗がん剤治療など、重症で辛い思いをされている患者さんが多く、病棟は自分のベッドのカーテンを締め切ったまま隙間ひとつない状態。参ったなあ、挨拶がしたくても新参者の私はどうアプローチして良いか様子を伺っていました。その時、私の担当看護師さんがやって来て「皆さん、今イイですか？ 新しく入った岡さんです」と同じ部屋の患者さんのベッドについて回り紹介してくれました。いや〜、あれは助かりました。現場の看護師さんが、そんなことで？と思われる些細なことも、けっこう「助かるわ〜」って感謝していることが沢山ありますよ。

いつも有難うございます！

ケアのちから
～私の患者体験・患者の家族体験から～

森　智子

私は10代の頃に原因不明の難病・クローン病になって以来、50代後半の現在に至るまで、何度も患者体験、患者の家族体験をしてきた。子どもの頃の私は元気で活発だったが、小学6年生の夏、右横腹の下のあたりに腹痛があり、血便が出て病院に行くと、血液検査には異常がなかったが、子どもには時にあるとの由。盲腸との診断が下され手術。しかし何故か術後からさらに体調が悪くなった。朝になると腹痛に見舞われ、当時流行し始めた「登校拒否」というレッテルを貼られて自分自身はかなり心外だった。病院巡りの挙句、やっと県外の大学病院で「クローン病」という病名がついた。中学2年生の時だった。その頃はまだ成長過程だったので、外科的治療でなく内服薬で経過観察をすることに。しかしそれも束の間、経過は思わしくなくて17歳で小腸を切る手術となった。

その時一緒に2人部屋に入院していたひとりのおばちゃんがいた。この人はそれからすぐに亡くなってしまうのだが、毎日のように「人間は死んだらあかん。何が何でも生きとかな、あかん。あんたは、生きなさいよ。何がなんでも生きるんよ」と私に言っていた。この言葉は私の価値観の原点だ。人間何があっても生きなければ！ そう強く心に刻んだおばちゃんとの出会いと別れだった。

中学・高校生時代の私はほとんど学校へも行くことができず、独学で大検（大学入学資格検定試験）を受けて短大へ。それから21歳でお見合い結婚をした。お見合いの時に夫には病気のことも包み隠さず話した。クローン病は比較的若い頃に、下痢や発熱などのいろいろな症状が出るのが特徴の病気だが、私の場合その当時は病状も落ち着いており、幸いにも結婚や出産に病気が支障になることはなかった。

結婚して後、私は３人の男の子を出産した。長男は元気で安産だったのに、翌朝、誰にも看取られず冷たくなっていた。その日は春の出産ラッシュで、分娩室で看護師さんたちは、私の出産が終われば自分たちもやっと家でゆっくりと寝られると話していた。夕方、自然分娩で何の異常もなく男の子が産まれた。その日はゆっくり休んで授乳は翌朝からでいいと言われて、私は満ち足りた気持ちでひと晩ぐっすりと寝た。そして翌朝看護師詰所から呼ばれたので「きっとおっぱいだね」と、泊まってくれていた母が赤ちゃんを連れに行ってくれた。しかしいくら待っても帰ってこない。心配になって私も行って見ると机の上に紫色になって触ると冷たくなってしまっている我が子がいた。

一瞬何が起こったかわからなかった。初めての子どもが突然死したという現実がなかなか受け入れられなかった。入院病棟には、出産を終えた母親たち、生まれた赤ちゃん、そして婦人科で入院している人たち…その人たちに対して、夜勤は准看護師がひとりと学生しかいなかったと知ったのは、ずっと後のことだ。小さな個人病院だった。我が子はいつどうして亡くなったかもわからず、抱っこをしてやることもなく私の目の前から消えた。折しもチェルノブイリ原発事故の日で、私の住む町にも雨がしとしと降っていた。苦しすぎてどうしようもなかった。見舞いに来てくれた人が「若いからすぐに忘れる。またすぐに次ができる」と私に言った。私は「私たちがこの子のことを覚えていてやらなくて、誰が覚えているだろう。時が解決すると言うが、時にも解決できないことがある」と心の中で反発したものだ。私はこの出来事をとおして、再びおばちゃんの言葉を思い出していた。人間生きてさえいれば…。生きてさえいればなんとかしてやれるのに、死んだら終わりだと。

ひとり目の体験から、個人病院はこりごりだった。そこで２人目は、隣の市の総合病院で産んだ。その時に生まれたのが今一緒に仕事をしている次男だ。

そして３年後、三男が産まれた。三男の予定日は年明けの１月だったが、年末でお腹が張り始めたので大事をとって早めに入院した。予定日より少し早いということで、入院してすぐ張り止めの点滴を打とうということになった。

私を病院まで連れてきた夫と次男が自宅へ帰ってすぐのことだった。子宮収縮抑制剤の点滴はスタートした。スタートして少ししてから動悸がし始めた。それを看護師さんに伝えると「動悸は副作用で誰にでもあること、これから出産するのだから弱気なことを言ってないで、気合を入れて頑張らないと！」と言われる。私はこれからお世話になる看護師さんとの関係を気まずくしたくなくて我慢した。でもやっぱり動悸がひどい。もう赤ちゃんの体重は生れてきても大丈夫なくらいあった。母体によくない薬は赤ちゃんにもよくないはずだからやめてもらおうと決心し、その旨を伝えようと看護師さんを呼んだ。呼ばれてやってきた看護師さんはモニターを見て「あれ？」という表情をしたかと思うと、すぐに医師を呼びに行くと、バタバタと医師がやってきて、内診した後「このまま放っておくと死産、帝王切開しても重い障害が残る。どちらにするか決めてくれ」と言う。私は突然のことに、何が起こったのかが理解できなかった。しかし皆慌てている。赤ちゃんの脳内で出血が起きたのだ。大脳の細胞がやられる。このまま死なせてなるものか。まだ帰宅中のはずの夫の携帯へ電話をかけ、相談し、私は帝王切開をしてもらうことに。命がある限り、早く処置をして助けてやらねば！私には迷いなどなかった。自ら分娩台へ走り上がった。やがて目の前が真っ白になったと同時に意識が飛んだ。次に目が覚めた時には、夫が私の傍にいた。「赤ちゃんは助かった？」それだけ聞くと「ああ…」と夫が答えたのを聞いて、また意識が遠のいた。

その次に目覚めた時に現実がわかった。現実は厳しかった。赤ちゃんの命はなんとか助かったものの、頭に入れている管は長く入れておけないのでいつ抜くか決めてほしいと医師から言われた。人間何が何でも生きていなければ！という私の価値観はもろくも崩れた。出血している頭の管を抜くこと、それは死を意味した。親だからといって、人の命を決めることができるのか。しかし、親を親ともわからない、人としてのしあわせを感じることが難しいといわれる子を無理やり生きさせて、生きている間、辛い思いをさせ続けていいのか。生かすのか、断ち切るのか、どちらがこの子にとってのしあわせなのか。両者が頭をぐるぐるとめぐった。そんな時、看護師長がやってきて、私の枕元で「こんな子どもは、普通助けない。助ける家庭はめったにない」と言う。

夜になると、子どもの将来を考えて明日の朝には先生に管を抜いてもらうように言いに行こうと夫と話す。しかし夜が明けると、到底そんなことを自分たちから言えない…となる。そしてまた夜が来る。また朝が来る…の繰り返し。私はずっと生きていることが一番大事で価値があると信じ続けてきたはずだったが、この時、死ぬことよりも辛い「生きる」がこの世に存在することを初めて知った。

この決論は結局、私たちが直接下すことはなかった。私たちがもたもたしている間にこれ以上管を入れておけない状態となり、医師の判断で抜くことになった。「もう待てないから、抜きます」その言葉を聞いたときいよいよ覚悟を決めなければと動揺した。しかし息子に奇跡が起きた。管を抜いたとたん出血が止まったのである。

それから３ヶ月後「もう病院ですることはない。朝起きて隣で冷たくなっていても仕方ない、驚かない覚悟があるなら家へ連れて帰ってもいい」と医師から言われた。生れてからずっと息子は長くは生きられないと言われてきた。生きているうちに１度でも家の空気を吸わせてやりたいと思っていたので、私たちはすぐに退院を決めた。帰り際、また看護師長が私たち夫婦に言った。「あなたたちは子どもの命を助けて、今はいいことをしたと思っているかもしれないけれど、将来絶対に後悔するわよ」と。

衝撃的な言葉であった。しかし今思えば、私に覚悟をさせてくれた言葉でもあった。帰りの車中で気持ちを整理する。この子のために家族の誰かが犠牲になるのでなく、家族がそれぞれを大切にしながら、１日１日の暮らしを大切にして生きたいと。この子の存在が私たち家族の重荷、負担になることだけはしたくなかった。この子のためにもしてはならないと思った。

自宅では、当時３歳の次男が、祖父母と共に私たちの帰りを、首を長くして待っていた。久しぶりの我が家。我が子にとっては初めての我が家だった。あらかじめ温められた部屋のソファに座り、赤ちゃんをぎゅっと抱きしめる。「かわいそうに…」思わず私の口からこぼれた。元気で生まれてきたならどんなにかよかっただろう…。これから先の大変さを想像すると、我が子が不憫で、押しつぶされそうな私がいた。するとそこへ次男がかけ寄ってきた。

「かあたん、かっちゃんは、“かわいそう”じゃなくて“かわいい”でしょ？かあたん、まちがっとるよ。」と私の背中をたたきながら、私に強く言った。

私は頭を殴られた気がした。今までこらえていた涙がぽろぽろとこぼれた。

「あぁ、そうだね。かっちゃんは、“かわいそう”じゃなくて、“かわいい”だね。“かわいい”の間違いだったね。ほんとうにそうだね。」

私はふたりの子どもたちを思いっきり抱きしめた。そうだ。この子をかわいい子にさせるのも、かわいそうな子にさせるのも私たち次第なのだ。まだ寒さの残る３月。こうして、私たちの可愛い人は我が家にやって来た。

いつ死んでも驚くな等と言われていたものだから、なかなか夜も昼も区別がつかない息子に、夫と交代で夜通し寝ないで付き添ったり、３度の食事にとても時間を取られたりと、子育ても大変だった。その当時の私は「何が何でもこの子を普通の子にしてやる」という根性だけで生きていたように思う。どこかにいい医者がいると聞けば遠くまで連れていき、どこかにあたる祈祷師がいると聞けば探し出して連れて行き、毎日へとへとになっていた日々だった。

しかしある時、息子が脱臼をしていることがわかり痛そうにしているので、手術をしてやってほしいと頼む私に医師が「座ることもしゃべることもできない子に脱臼の手術なんかしても無駄だ」と言った。それを帰宅して夫に話すと自分も話を聞きに行くと言う。再度ふたりで出かけて話を聞いたがやはり同じ答えだったので、夫は「先生にとっては、多くの障がい児のひとりかもしれないけれど、僕たちにとってはかけがえのない子なので、もう治療はしないというならここへは来ません」と言って病院を後にした。私は自分がへとへとになりながら毎週通っていた病院はこんなところだったのかと情けなくて泣けた。すると夫が「もういい。充分頑張ってきたじゃないか。もうこれからは自分たちのペースでいけばいい。そうしよう」と言ってくれた。それで私は張りつめていた糸が緩んだ。そして、もしかして私が毎日へとへとになってしていることは、子どものために私はこんなにしてやっているという自己満足だけで、ほんとうにその子が何を求めているか、心からの声を聴いてやっていなかったのではないかと思った。それからは、あちらこちらへ行くのをやめ、家でのんびりと自分たちのペースで過ごした。するとしばらくして、息子が笑ったのだ。

「先生、笑わないと言われていた息子ですが、嬉しそうに笑うんです」そう大きな病院のかつての医師に言った時「お母さんは感情的で、そう思いたいのだろうけど、この脳細胞では笑うことは無理です。絶対にない。それはひきつけているだけです」と。「先生、“絶対”なんていうことはないでしょう？可能性がゼロなんてあるのですか？」と問う私に「ダメになった大脳の細胞が復活、再生するなんていうことはゼロです」とはっきりと言われる。

でも、目の前の息子のかわいい笑顔は、ほんとうだ。これがひきつけていたりするものか。悔しかったが専門的な知識のない私は言い返せなかった。そこで、ナイチンゲールの『看護覚え書き』を買って読んでみた。そこには、看護の専門書で難しいことが書かれてあるのかと思ったら、なんと最初に空気のことが書かれてあった。換気がいかに大事か、窓を開けて外気を取り入れて患者を適温に保ち、自然治癒力を高めることが大切であると説いている。朝起きたら必ず窓を開けないと１日が始まらない私はとても身近に感じた。読み進めるとナイチンゲールは、この覚え書きを看護婦の手引きとしてではなく、全ての女性はナースであると言えるように、人の健康について深くかかわる女性に、考え方のヒントを与えたいという目的で書いたものだということを知り、より心に響いた。理屈ではなく具体的にひとつひとつ取り組むのでいいのだとわかった。息をする、食べる、トイレに行く、お風呂に入って体を清潔にして、いろいろと行動したり休んだりする、ごくごく当たり前な人としての営みが、人間にとっていかに大切かということを感じた。看護も、療育も、そこは基本だと思う。たとえ子どもでも、どんなに大脳の細胞がやられていても、彼には本来自分に備わっている治る力、よくなろうとする力、自然治癒力があって、それをなるべく引き出してやれるようにすればいいのだと希望がわいてきた。まさに窓を開いた時のように。それは私が「ケア」について考え始めた最初だった。

息子は、学校も地元の学校へ行かせてもらい、たくさんの友達もできた。私は三男に、人としてのいろいろなことを学ばせてもらった。生まれた時は医師から笑うことはないと言われていたが、学校で友達と握手をしたり、歌を歌ったりすると恥ずかしそうに笑った。口からは食べられないと言われたが、美須賀病院のリハビリの先生から紹介された大阪の病院でのリハビリによって、モグモグ、ごっくんができるようになり、生きている間ずっと口から食べた。むしゃむしゃと楽しそうに食べることは、息子のなによりの喜びだった。いくらの醤油漬け、フォアグラ…なかなかのグルメで、私たちよりいいものを食べていた(笑)。

手足が冷たくなりがちだったから、よく体をさすってやった。乾布摩擦をしたり、素手でさすってやると、とても嬉しそうだった。そしてからだがあったまると、安心するのか、すやすやと眠った。そうしたら緊張してひきつけを起こすこともぐっと減った。私は特に宗教上の理由もないが、ひきつけ止めなどの薬は飲まさなかった。ひきつけのリスクを回避するために、四六時中ぼーっとさせることはいやだった。息子自身の感覚を大切にしてやりたかった。残った脳細胞で、息子が感じ取れる全てを感じさせてやりたかった。どうせ薬を飲んだからといって、必ずしもひきつけがおきないかと言えばそうでないという。それならば少々のリスクを負ってもリアルに感じさせてやりたかった。あちらこちらと病院巡りしていた時にはいろいろと迷いがあったが「この子の力を信じましょう」と、信頼できる医師との出会いがあって、その先生も親の選択を認めてくださった。食べること、笑うこと…成長がゆっくりなことで、健常児にはあたり前なことでも、それらができるようになると何より嬉しいことに変わった。彼の存在は、小さなしあわせを大きなしあわせに変える魔法を、私たちに教えてくれた。言葉はしゃべれないけど、おしゃべりなひとみは私たちにいろいろと語ってくれた。

あれができる、これができない…。あれもまだできない。これもまだできない…そうやって能力で息子をはかっている間は、子育てはとても辛かった。でも、かわいい息子が私たちの傍にいる、この家にいて一緒に暮らせる。ただそこにいる。それだけで価値があると、存在価値を見出すことができ始めてから、私の中で子育てはとても楽しいものになった。

息子は 14 歳、中学２年生まで生きた。少年式を終えて２日後、早春の穏やかな光の中で、お昼ご飯に好物の炊き込みご飯をむしゃむしゃと食べ、旅立った。お別れの朝、私は夫と３人で寝ていた。私はどうしても夫にこれだけは訊いておかなければならないと思っていたことがあった。それは、息子が生まれた時、この子を助けてよかったかどうかだった。私は息子を家に連れて帰る時に、この子を助けてよかったと思える毎日を送るぞと心に誓っていた。しかし夫は折にふれて「あの時、この子を助けてよかったかどうかはわからない…」と言っていた。この子が生きた 14 年あまり、夫と共に子育てしたから乗り越えられたことばかりだった。でも、子育てに関して、このことだけが違っていた。私は夫がそう言うのがとても嫌いだった。でも、ずっとその答えは出ないでよかった。助けてよかったかどうだったかの答えが出るとき、それはまさに息子の人生が終わるときだったからだ。

しかしとうとうその時が来てしまった。私は静かに夫に尋ねた。「ねえ、かっちゃんが生まれたとき、かっちゃんを助けてよかったと思う？」と。横で夫は静かに、しかしはっきりと答えた。「ああ、助けてよかった。あの時かっちゃんを助けて、こうして14年間、一緒に暮らしてきて、ほんとうによかったよ。ありがとう」と。

私はおいおいと泣けた。何かわからないが、じわじわとこみ上げるものがあって「ああ、これで今日、この子を見送ってやることができる」と思った。私たちの14年間は常に背中合わせに死の緊張感が見え隠れしていた。それに気づかないように、生きることに一生懸命になった。おかげで14年間私は息子のことに精一杯で、自分の病気のことを忘れていた。

自分のことと言えば、長年の疲れが出てしまったのか、40代の終わりに突然クローン病が再燃し、1年半食べるものも食べられない闘病生活を送った。大きな病院へ入院したものの、手術をしてストマをつけても痛みが取れるかどうかはわからないと言われる。同じような症状の青年が、私より先に手術した。彼は看護師になる勉強をしていた。しかし手術の途中、何が起きたか植物人間になってしまった。担当の看護師さんが、私に足浴してくれながら言った。「早くどこかへ変わった方がいいよ」と。もうその頃にはモルヒネを打たねばならないくらいの壮絶な痛みとの闘いになっていた。藁をもすがる気持ちで手術をしてくれる医師を探した。その時横浜の医師との出会いがあった。その医師は私を診察した途端「これは人間の暮らしじゃないな。QOLが低すぎる。大丈夫。僕を信じて。人間らしい生活を取り戻そう！　森智子をもう1回生きられるように」と言われた。

「QOL」 quality of life…クオリティーオブライフ。私は何度も繰り返した。「森智子をもう1回生きる」…そんなことができるのだろうか。しかし、この先生なら信頼できる！という確信があった。私自身も人としての暮らしを取り戻すことができるのだ。信じてみようと。私はこの先生に命を預けることにした。ずっと避けてきたストマ装着。手術が終わって、ストマがつけられた自分の体を見て号泣してしまったが、私はその手術のおかげで、もう1度生きることができるようになった。

私の闘病中、育児や療育、仕事や家事など、全てを預けてしまった母親は、この後脳出血で倒れた。そして息子の旅立ち。もういい加減人様がするくらいの苦労はしたのではないかと思った矢先、夫がくも膜下出血で倒れた。夫が死ぬかも知れないと思った時、子どもとの死別の時とはまた別の恐怖がわいてきた。夫とはいわば運命共同体だった。言葉にしなくても、それまで共有してきた時間や想いは分かり合えるものがあった。しかし今までの思い出を共有できる人がこの世から誰一人としていなくなる、なんとも言えない寂しさは言葉にできなかった。死なせてはなるものか。その思いだけだった。

倒れてから2年。ほとんど自宅のベッドに寝ることなく付き添った。夫はその時の状態によって、自分が誰なのか、私が誰なのかもわからなかった。ベッドにつながれてバタバタとしている見るに忍びない様子に、胸が張り裂けそうだった。時間をセットして自動で測る血圧計は、時間がくるとやっと眠りかけた夫の腕を締め付け、なかなか寝かせてくれない。看護師さんに手で測ってやってほしいと言っても、看護師さんみんなが上手く血圧が測れるとは限らないと言われ、身動きも取りにくい程紙おむつに尿取りパットを入れられて、蒸れておむつを脱ごうとする夫に「エロい」という看護師。言葉にできない言葉をくみ取ろうともせずに決めつける態度に、不信感を抱く私。患者の行動には、必ず意味があるのに。困っている人は、困った人と見られて、その様子を傍で見ていて、私自身、心が折れた。目の前に横たわる当の本人は私が自分の妻だということすらわからない。

そんな時、重見さんが握り寿司をふたりに差し入れてくれたことがあった。彼女は仕事前と仕事帰りに夫の入院している病院に寄っては私を支えてくれた。その寿司を夫はひと切れ取って、口に運ぶのかと思えば、私のお皿に赤身のマグロをそっと置いた。私はびっくりした。元気な頃、よく青魚が好きな夫と、赤身のマグロが好きな私は、お互い交換して食べていた。私が誰だかわからないというのに、彼は私の皿にそれをのせてくれたのだ。

「わかっている！」そう思った。今はそれが表現できないけど、この人は私が私だということをわかっているのだ！！ そう思うと、ひとすじの光がさしてきた。諦めずに頑張らなければと思い直す。医師や看護師さんと敵対していては治るものも治らない。患者も医師も看護師もそして家族も、同じ方向をめざして頑張らねば、よくなるわけはないのである。みんな夫のサポーターになってもらわねば。それからはほんとうのチーム医療をしてもらうには、患者の家族としてどうするのが１番いいかを考え続け、諦めずにはたらきかけ続けた。

夫は頭を20回以上手術した。東京の病院までリハビリに行ったり、治療をしに行ったりした。都立病院へ入院中のこと。夫がいよいよ悪くなった時には、痰が絡んでこまめな吸引が必要だった。しかしこの看護師さんなら必ずやマスターしているであろうはずの吸引も、かなりの個人差があった。もう吸引に殺されるのではないかというような恐ろしい吸引しかできない人もいれば、患者をみながらとても上手に吸引してくれる人もいて、そうすると後がとても楽そう。たかが吸引、されど吸引なのである。難しい処置は先輩の看護師や師長さんがついてきて後輩に教えながらするが、血圧を測ったり、吸引をしたり、そんな初歩的な処置は、看護師さんひとりでするから、ここまで差があるとは先輩たちも誰も思っていないだろう…。とても複雑な心境だった。一時は横で見ている私がノイローゼになるくらいのストレスだった。しかし少しずつ、わだかまりをとき、わかってもらおうと努力して、やっとみんなが同じ方向を向いたときに、治療はどんどん成果を見せてくれるようになった。

倒れてから２年経ち、夫が東京から地元の病院へ帰れることになった時、今度は私が肺炎を起こし気胸になり、飛行機に乗れなくなってしまった。息子に新幹線のチケットを取り直してもらい、なんとか地元へ帰ってきた。

そして、美須賀病院へ入院した私は、まさかの肺を病んでいることを知る。いろいろ調べた結果、間質性肺炎と診断され、余命宣告まで受けることになった。この闘いは、最後両肺の移植というところまでいくのだが、肺移植の名医と言われる医師との出会いに恵まれて一命をとりとめることができた。その間、美須賀病院でどれだけサポートしていただいたことか。感謝してもしきれない。

小松次郎先生は、こんな事例があろうかというようなダブル難病を引き受けてくださり親身に診てくださった。(現在進行形ですが) 小松紀子先生にはいつも励ましていただいている。また夫は院長先生にお世話になるし、父や母までも…。美須賀病院は、文字通り我が家のホームドクター、かかりつけ病院なのである。また、リハビリチームの熱心なリハビリや、栄養チームはいつも相談しながら、できるだけ栄養価の高い食事を提供してくださった。重篤な病気程、技術力や設備などが必要だけど、それと同じくらい大切なのが、メンタル面のケアだと思う。美須賀の看護師さんは皆優しいと市内でも評判だけど、ほんとうにそう思う。どの方も家族のように接してくださる。足浴や「て・あーて」等、様々な取り組みや、美須賀病院のアットホームな会話が、ともすればふさぎがちな闘病生活の心をほぐしてくれた。おかげさまで、私は奇跡的に体重が増え、大学病院での検査も合格ラインに達してドナー登録ができ、またほんとうに奇跡的としか言えないけれど、手術ができた。ドナーが見つかるのを待っている間も、ずっと支えていただいた。

移植手術は、言葉に表せないくらい大変だった。もう自分のためには生きられないとまで思った。あと 10 分は夫のために…あと 10 分は母のために…あと 10 分は息子のために…と大学病院の無機質な ICU の病室の壁にかかった時計を見ながら、時間が過ぎるのを待った。術後の苦しみとの闘いとともに、いろいろなストレスも感じた入院生活だった。執刀してくださった医師への絶対的信頼があったので、たいがいのことは我慢できたが、案外ストレスを感じるのは、些細な言葉や対応だった。大学病院などは個人情報の保護からか事務的な話以外はしない看護師もいた。美須賀病院のアットホームな雰囲気に慣れている私、遠路はるばる県外の病院に入院している私からすると、看護師さんとの会話に救われていたのに勝手が違った。今日はお天気がいいとか、家族がこうだとかああだとか…そういうことすら避ける人もいた。動けなくて、ものを取ってほしいと頼むと、あからさまにいやな顔をされたりもする。朝その人が担当と知ると、私はその人の顔を見るだけでその日は体調が悪くなった。会話のひとつもなく、笑顔もなく、ノートパソコンにデータを打ち込みながら、患者の部屋を周っていた。そんな日は1日がとても長く感じた。痛みがひどくてナースコールを押しても「次の痛み止めは何時にならないと打てません」としか言わない看護師。そんな空しいやり取りが、ほんとうに辛かった。

しかし、元気をくれた看護師さんもいた。ICUで対応してくれたベテランのナースは、口を湿すスポンジさえ少し凍らせて、ちょっとでも心地よくなるように工夫してくれた。お礼を言うと、お茶目にウインクして和ませてくれた。口を潤す…同じことをしても、かたやひと手間ひと工夫してくれる人、かたや「さっきも湿したのに、またか」という態度の人…。こうも違うものかと思った。

大学病院からそろそろ地元の病院へ転院という頃、足に激痛が走るようになった。痛みは突然襲ってくるのだ。泣くほど痛い。原因はわからないが、以前にも移植をした人でそういう人が何人かいたらしい。痛み止めをしても効かない。部屋でずっと泣き続けることもあった。しかし痛み止めするには時間をあけないと…と言われ続けた。

日数が来て、美須賀病院へ帰ることになった。美須賀へ帰ってからも、突然痛くなることがあった。なぜか夜明け前に痛くなるのだ。美須賀では、ナースコールに若い看護師さんがやってきて、様子を言うと医師に伝えて痛み止め注射を打ってくれた。それが効かないとなると、そっと足をさすってくれた。「て・あーて」である。さすったことで治るわけではないが、少し気が休まる。「ありがとう」と言うと「何もしてあげれんけど、さするくらいなら僕でもできる…」そう言って優しくさすってくれると、痛みも消えるような気がした。朝の仕事が忙しくなる頃だから「もういいよ」と言っても、私が痛みに涙している間、そっと傍にいてさすってくれた。それがどれだけありがたかったか…。それは窓から入ってくる朝日のように明るくてあたたかかった。「て・あーて」、まさにそのものだった。病院の規模とか、検査設備とか、スタッフの数とか…そんなことは今苦しんでいる患者にとっては、関係なかった。感じる手のぬくもりこそが、癒しであり、元気をもらった。「患者に寄り添う」って、こういうことだ…とうれし涙が頬をつたった。

この春、美須賀病院で最期を看取っていただいた私の母は、ガンの末期とわかっても、自分はなるべく家で過ごし、大きな病院の緩和ケアには行かず、美須賀病院でお世話になりたいと言っていた。そして、おかげさまで穏やかな最期を迎えることができた。別れは本人にも家族にも辛いけれど、別れ方でその後がかなり違うと思う。私自身も、ベテランの看護師さんのおかげで、母の最期に付き添うことができた。彼女の「朝までもったらいいのだけれど…これは私のつぶやきだけど…」のひと言がなければ、私は母の死に目に会えないところだった。病院というところは、必ずしも病気が完治して退院するだけではない。美須賀病院での看取りは、残った家族にも先につながる看取りとなった。ほんとうに感謝している。

コロナ禍において、コロナ以外の病気でさえも家族の死に目にも会えなくて辛い思いをした人たちもいる中、家族の面会を制限しない美須賀病院の覚悟は、どれだけの人を救ったかわからないと思う。正しい学びがあってこそ対策もできるし、恐れるべきところもわかる。どんなにいい薬よりも、家族や大切な人とのひとときの面会は、患者を勇気づけるのだ。夫はこの度の脳出血でいきなり入院となったが、その病院は家族と全く会えないものだから、パニックになってしまいとても大変だった。なんとか美須賀病院へ転院できて、ほっとしたとたん、病状もだいぶんよくなった。環境がこんなにも患者に影響するのだとよくわかる。

私はここには書ききれないほど、命にかかわる大きなことから、入院生活のほんのささいなことまで、さまざまな体験をしてきた。若い時に「病むことも人を育てる」という言葉に出合ったが、その言葉の意味が、今では少しわかるようになってきた。病むことによって、その病気や自分、周りの人たちに向き合うことによって、人として成長させられることがあるのだということを知った。そして改めてケアのちからを考える。

「病むこと」や「死ぬこと」等、おおよそ人生でマイナスに捉えがちなこと、できれば避けて通りたい体験の中で、いろいろな切なさや哀しみを通じてしか見えてこないものがこの世には存在することを知った。人生には哀しみを通じてしか開かない扉があるのだと思う。私は病む度に、新しい扉に手をのばしてきた。そしてその度、新しい扉を開いてきたのだ。そしてそこには、私をケアしてくれた人の存在があった。

ケアってなんだろう。人と人とのかかわり、人間の関係性の中に存在し、成長を促す。入院患者は、病院から見れば、たくさんの患者のうちのひとりではあるけれど、ひとりひとりに人生の物語がある。今ここにいるのは、生身の人間だ。生きているのだ。ここに「いる」「ある」。それはどんな人にとっても、生きていることの意味であり、価値である。

息子や夫を看ていた時に、私はケアしているのは私だと思っていた。しかし、息子や夫が生きてそこにいてくれるだけで私は支えられており、むしろケアされているのは自分の方だと、何度気づかされたことだろう。

ケアする中で、相手の喜びが、自分の喜びになった。自分の存在が、他者の回復や成長の過程で、必要とされていることを感じ取る。私はもはや自分が自分のためだけに生きる人生にはあまり魅力を見出さなくなっていた。誰かの中に自分を感じるときこそ、生きている喜びを感じるようになったのだ。それが私にとっての、病むことも私を育ててくれたまさに、そのものだった。

看護師さんの仕事は、人の暮らしになくてはならない仕事のひとつだ。医師もまた同じ。私は闘病生活の中で、看護師が天職だと感じる方々にたくさん会ってきた。その人たちのケアにいったいどれだけ助けられてきただろう。看護師が天職という人の中に、私の友人で総師長の重見さんがいる。彼女とは、次男が生れて子育てを通じて出会った。それからここに書いた私の経験に友人として看護師として深くかかわってきてくれた。彼女が美須賀病院へ入り小松紀子先生や諸先生方、今は亡き木村前総師長さんとの出会いがあり、どんどんと看護師になっていった。今の彼女からは、皆さん想像できないと思いますが、実は繊細でナイーブなのです(笑)。新人さんや学生さんの悩みにまで親身になりすぎて眠れない夜もあった。

そんな彼女がある年のはじめ「尊敬する川嶋みどり先生に手紙を書こうと思う」とわが家で言った。「それはいいね！」と言ったものの、まさかお返事をいただけるとは思っていなかったが、それが彼女と川嶋先生との出会いとなった。しかし若い人を育てる大切さをいつも言っている彼女は、ある時「て・あーて塾」には、若い人を行かせるつもりだと言うので、その時ばかりは反対した。それはまず自分が行くべきだと。そしてその後「いや〜やっぱり行ってよかったわ〜」と東京から目を輝かせて帰ってくる彼女を見ることになる。

学びがいかに大事か。彼女から学ぶ。それを継続すること、そして何より実践することの大切さを長年傍で見ていて思うのだ。美須賀病院の看護の取り組みが、今日突然成ったことではないのを私は密かに知っている。家政婦は見た？のように、陰で流した汗や涙を見てしまった(笑)。

長い年月の学びと実践の繰り返しが、少しずつ芽が出て育ち、実になってきている。それらに日を当て、水をやり育てているのはスタッフのおひとりおひとりだ。彼女のリーダーシップは、先生方のご理解と脇を固めてくれる熟練スタッフたち、動きのいいスタッフ、また外から新しい風を吹かしてくださったり、あたたかい見守りをしてくださったりする川嶋みどり先生や窪田静先生のような外部の諸先生方の存在、それらの歯車がいい具合にかみ合って、同じ方向を向いて進んでいるから活きてはたらいているのだ。

今回、美須賀病院以外の様々な病院で自分の身に起きたこともあれこれと書いたが、私自身、今はそれらの出来事や人との出会いには感謝しかない。でもやっぱりかかりつけ病院は美須賀病院がいいな。患者さんにも親身になって対応され、社会人としての学びを続け、毎日積み上げてきたものが、今のハートフルな病院の雰囲気を作っているのだと思う。それに助けられている人がどれだけたくさんいることだろう。まさに地域になくてはならない病院なのだ。看護師さんたち、これからもどうかここを自らの居場所とし、助け助けられ人間の回復に寄り添っていっていただければと心から願う。今までのケアに心からの感謝を込めて。

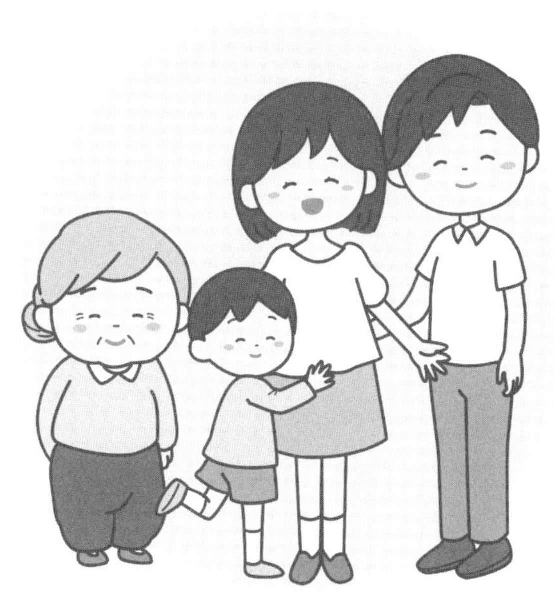

おわりに

構想から１年越しでやっと思いが形になりました。地方の小さな病院での小さな取り組みですが、川嶋みどり先生との出会い・教えを受け、て・あーて、熱布バックケアに毎日取り組んでいる自慢のスタッフたち。患者さんやご家族から、素晴らしい、と声をかけていただくことが増えました。難しい看護理論は苦手ですが、ナイチンゲールの病気の回復過程を助ける教えと、川嶋みどり先生のて・あーて理論に支えられ、日々生き生きと立ち振る舞う看護師たちを誇りに思います。

高齢化が進み、入院患者さんの中にも認知症のある患者さんも少なくありません。せん妄予防や認知症ケアも大変です。しかし、私たちには、「て・あーて」という魔法の手があります。学生が体験したように穏やかな落ち着きを取り戻す患者さんが多いです。まだまだ紹介しきれない事例がたくさんありますが、始めたころの記録は少なく、記憶もかなたとなってしまいました。これを機にスタッフたちが記録にとどめることを当たり前にしてくれたら…と期待します。

退職の記念に置き土産として考えた川嶋みどり先生の講演会、改めて川嶋先生の大きな大きな愛とご指導に心から感謝いたします。

原稿を寄せてくださったスタッフはもとより、患者さん、ご家族の皆様の温かい言葉に力をいただきます。本当にありがとうございました。そして、重い患者体験を寄せてくれた心友たちに心から感謝します。彼女たちの言葉はとても控えめですが、私たち医療従事者への重いメッセージと深く受け止めています。

最後になりましたが、創風社出版の大早様ご夫妻に大変お世話になりました。ありがとうございました。

実践！ て・あーて
—美須賀病院看護事例集—

発　行　日　2021年12月10日
定　　　価　本体価格 1200円＋税
編集・発行　美須賀病院看護部
〒794-0037
愛媛県今治市黄金町3丁目4-8
TEL 0898-32-1212
制作・販売　創風社出版
〒791-8068 愛媛県松山市みどりヶ丘9－8
TEL.089-953-3153 FAX.089-953-3103
http://www.soufusha.jp/
 ISBN 978-4-86037-310-8